Mit Vollkorn in Bestform

Der Frischkornbrei als Basis einer gesunden Ernährung

ILSE GUTJAHR

MIT VOLLKORN IN BESTFORM

Der Frischkornbrei
als Basis einer gesunden Ernährung

emu-Verlag

ISBN 978-3-89189-203-9
3. Auflage, 2022

Fotos (außer S. 9, 14, 23, 70, 183): Stephan Geiger
Layout und Umschlag: Simone Kerschbaum
Gesamtherstellung: Eberl & Koesel, Altusried-Krugzell

Wem an seiner Gesundheit liegt, der esse morgens einen Brei aus Gerstenschrot. Die Gerste wird auf gewissen Vorrat zwischen Steinen grob geschrotet, mit Wasser zu einem Brei verrührt, und dieser wird an der Sonne getrocknet. Der Tagesbedarf wird abgebrochen, zerkleinert, mit Wasser, vielleicht auch Milch, verrührt gegessen

Diokles von Karystos,
griech. Arzt, 400 v. Chr.

Dieses »Handbuch« ist auf Betreiben eines treuen Lesers entstanden. Er hatte es satt, im Gespräch mit Bekannten und Freunden immer wieder Argumente für den Frischkornbrei vorbringen zu müssen. »Liebe Frau Gutjahr, bitte schreiben Sie ein Buch darüber, das ich jedem in die Hand drücken kann. Dann erspare ich mir viele Worte.« Hier ist es. Falls Sie weitere Anregungen haben, liebe Leser, die Sie in dieser Ausgabe vermissen, bitte ich um Mitteilung. Wir werden sie, wenn möglich, in einer nächsten Auflage berücksichtigen.
Viel Spaß beim Zubereiten und guten Appetit!

Ilse Gutjahr

Inhalt

Vom Wert des vollen Korns

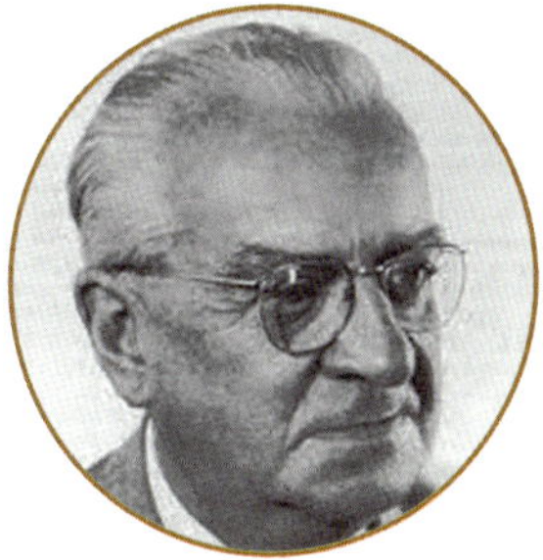
Prof. Dr. Werner Kollath

»Getreide und Mensch – eine Lebensgemeinschaft« lautet der Titel eines Buches des Arztes und Ernährungsforschers Prof. Dr. Werner Kollath (1892–1970). Er verfasste es in den 60er-Jahren des letzten Jahrhunderts. Kollath prüfte ein Leben lang kritisch die sogenannte wissenschaftliche Ernährungslehre und zeigte deren Mängel auf. Ziel seiner Forschungen war die Vermeidung ernährungsbedingter Zivilisationskrankheiten. Voraussetzung dafür ist die Wiederherstellung der Lebensgemeinschaft zwischen Mensch und Getreide.

Wie soll die Nahrung beschaffen sein? Werner Kollath:

»Eine Nahrung, die alles enthält, was der Organismus zu seiner Erhaltung und zur Erhaltung der Art benötigt, darf man mit Recht als ›vollwertig‹ bezeichnen; nur so ist der Begriff ›Vollwert-Nahrung‹ gerechtfertigt. Naturfremde, also synthetische Stoffe müssen fehlen. Aus den Lebensmitteln dürfen nur solche Bestandteile **entfernt** werden, deren **Nicht**notwendigkeit in jahrzehntelangen Beobachtungen sicher erwiesen ist. Entsprechend dürfen nur solche Stoffe **zugegeben** werden, deren **Unschädlichkeit** ebenso sicher bewiesen ist.«

So unterschiedlich die Verzehrsgewohnheiten der Menschen weltweit sind – Getreide und Produkte daraus essen sie alle, sei es in Form von Brei, Fladen, Suppen oder Brot. Das volle Getreidekorn ist dabei in den letzten 150 Jahren jedoch fast vollständig auf der Strecke geblieben.

Ursprünglich war alles Getreide Gras. Neuere Funde am See Genezareth (2004) belegen, dass es – zumindest dort – bereits vor 23 000 Jahren Kulturgetreide gab. In anderen Ländern wiesen Forscher rund 18 000 Jahre nach.

Heinrich Eduard Jacob schreibt in seinem Buch »6000 Jahre Brot«:

»Das Getreide-Epos läuft nun seit fast 15 000 Jahren mit den Händen des Menschen mit. Der Mensch hat, im wahrsten Wortsinne, aus dem wilden Getreide ein Haustier gemacht. Nicht nur, dass es ihm überall nachfolgt, weil es seine Ausscheidungen braucht, den Dünger der menschlich-tierischen Wirtschaft, die Phosphate, die Stickstoffe – das Getreide würde aussterben, wenn der Mensch morgen ausstürbe. Es ist abhängiger als ein Hund von der Güte seines Herrn. Da der Wind es nicht mehr fortpflanzen kann, da seine Samen so festsitzen, dass es selbst sich nicht ausstreuen kann, ist eine Fortpflanzung überhaupt nur noch durch künstliche Aussaat möglich. Das ist eigentlich ein Gedanke von furchtbarer Erhabenheit. Das Korn, das den Menschen leben macht, lebt wiederum durch den Menschen allein! Wer diese Gedanken zu Ende denkt, begreift nicht, dass und warum der Bauer so oft in den letzten Jahrtausenden das Stiefkind der Menschheitsgeschichte war.«

Quelle: Heinrich Eduard Jacob, 6000 Jahre Brot, Rowohlt 1954

Jacob spricht in seinem etwa 300 Seiten starken tiefgründigen Werk vom »Wunder« der Getreidezüchtung, die über Jahrtausende aus wild wachsenden Gräsern Kulturgetreide schuf.

Wie entsetzt wäre er heute über die Missachtung des Getreides, das vernichtet wird, weil die Flächen des reifen Kornfeldes zum Beispiel für den Straßenbau benötigt werden. Oder es dient als Heizmaterial, weil Getreideüberschuss besteht. Oder es wird Benzin daraus hergestellt. 2012 befürchteten die Bauern in Rheinland-Pfalz wegen des nassen Sommers eine Getreidemissernte. Getreide muss teuer importiert werden. Andererseits läuft die Werbung für den Biokraftstoff Super E 10! Wir verpulvern Lebensmittel! Wie degeneriert denken und leben wir eigentlich? Die Nationalakademie Leopoldina warnt vor Biokraftstoff. In ihrer Stellungnahme zu »Bio-Energie: Möglichkeiten und Grenzen« schreibt sie, dass »die Erzeugung von Bio-Kraftstoff deutlich mehr Fläche verbraucht als andere regenerative Energiequellen, mehr Treibhausgase in den Landwirtschaftsbetrieben verursacht, Nährstoffbelastung der Böden und Gewässer fördert und in Konkurrenz zur Nahrungsmittelproduktion steht.« (Rhein-Zeitung vom 26.07.2012)

Wir verpulvern Lebensmittel!

Das Bedrohlichste, Gefährlichste ist die Genmanipulation

des Getreides, um angeblich den Hunger in Armutsländern durch prognostizierte reichere Ernteerträge zu besiegen.

Mit Vollgetreide, Abschaffung der Massentierhaltung, die Getreide geradezu verschlingt, und Drosselung (oder Verzicht) des übermäßigen Fleischverzehrs wäre das Welternährungsproblem effektiver zu lösen. Dazu gehört die Unterstützung betroffener Völker beim Aufbau der Selbstversorgung (wir berichteten mehrmals darüber in der Zeitschrift *Der Gesundheitsberater*, emu-Verlag). Gesundheitliche Nachteile sind dabei – im Gegensatz zur Genmanipulation – ausgeschlossen.

Der Wert des vollen Getreidekorns ist weltweit kaum noch bekannt. Die meisten Menschen verzehren stattdessen minderwertige Produkte aus Auszugsmehl, so wie die Hersteller sie produzieren und massiv bewerben. »Butterbrot ist tot« plakatierte McDonalds 2002 aggressiv. Den Spruch unserer Altvorderen »Trocken Brot macht Wangen rot« kennt kaum noch jemand. Damit war knackiges, saftiges Vollkornbrot gemeint.

»Trocken Brot macht Wangen rot«

Der wertvolle Getreidekeim und die Randschichten werden

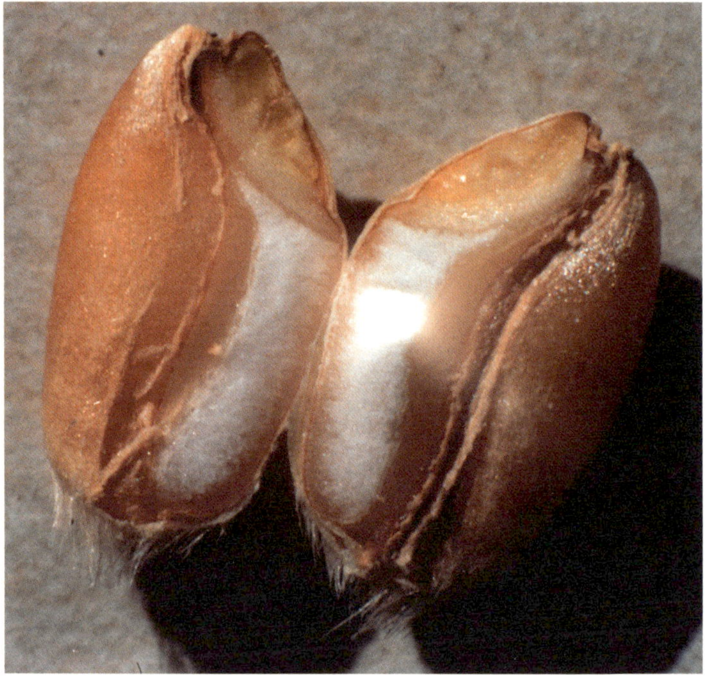

Foto: Heinrich Metzdorf

beim Auszugsmehl entfernt. Damit einher geht der Verlust an biologischen Wirkstoffen.

Die globale Verbreitung von raffiniertem Auszugsmehl begann mit der Entwicklung »moderner Mühlen«. 1830 konstruierte der Schweizer Ingenieur Jakob Sulzberger die mit Stahlwalzen arbeitende »Sulzberger Mühle«. H. E. Jacob:

»Anstatt der Steine fügten sie sieben Reihen von Porzellan- und Stahlwalzen zusammen. Die Zwischenräume der ersten Reihe waren ziemlich weit gesetzt und krachten nur eben den Weizenkern auf; Keim und Öl wurden dabei frei und aus dem Mehle ausgeschieden. Andere Walzen schälten die Mittelpartie. Zum Schluss zermalmten besonders enge Roller den Stärkegehalt des Kerns zu Weißmehl. Mit dem Verschwinden des Keims, der rasch faulte, und der Kleie, die zu schnell feucht wurde, blieb das Mehl unzweifelhaft länger frisch. Dieser neue Müllereiprozess … revolutionierte das Mühlensystem von Minneapolis in den 80er Jahren. Die Washburn- und Pillsbury-Gesellschaft überschwemmte das Land jetzt mit weißem Mehl …«

	Weißmehl oder Graumehl	Vollkornmehl
	mg je kg	mg je kg
Provitamin A	--	3,3
Vitamin B 1	0,7	5,1
Nikotinsäureamid	7,7	57,0
Pantothensäure	23,0	50,0
Vitamin E	--	24,0
Kalium	1150,0	4730,0
Calcium	60,0	120,0
Eisen	7,0	44,0

Vitalstoffe sind lebensnotwendig
Getreide ist reich an B-Vitaminen und anderen Vitalstoffen: Vitamine, Mineralstoffe, Spurenelemente, Fermente (Enzyme), ungesättigte Fettsäuren, Aromastoffe, Faserstoffe (sogenannte Ballaststoffe).

Die Sulzberger Mühle wurde auf Weltausstellungen vorgeführt, das Auszugsmehl als »täglich Brot« vermarktet. Um 1920 wurden die ersten kritischen Stimmen laut: »Ihr habt die Weizenbeere ermordet!« Großväter erzählten ihren Enkeln: »Als noch Steine das Mehl mahlten, wurde alles, was im Korn ist – Kleie, Stärke, Keimstoff – gemeinsam vermahlen. Doch die Hochmüllerei entfernt das Beste!« – »Wie kann solches Brot bekömmlich sein?« fielen sofort hunderte Ärzte ein, »wo doch die Kleie Mineral enthält und der Keim das lebenswichtige Vitamin B 1!«

Die Folge war, dass die amerikanische Regierung in Washington die Anreicherung des Auszugsmehls mit Vitaminen und Mineralsalzen anordnete.

Aber »Das Ganze ist mehr als die Summe seiner Teile« (Christian von Ehrenfels). Die Behandlung des Auszugsmehls schafft nicht die Qualität, die das Naturprodukt aus vollem Korn in seiner Ganzheit liefert. Es ist lediglich ein »totes« Präparat.

Die Hochmüllerei entfernt das Beste!

Die Herstellung von Auszugsmehl und Fabrikzucker (die erste Zuckerfabrik entstand 1786 in Schlesien) war die Geburtsstunde der ernährungsbedingten Zivilisationskrankheiten. Dazu gesellte sich, besonders nach dem Zweiten Weltkrieg, die ebenfalls nachteilige Tiereiweißmast in Form von Milch, Joghurt, Quark, Käse, Fleisch, Wurst, Fisch und Eiern sowie der Verzehr minderwertiger raffinierter Fette

(Margarinen, Öle) an Stelle von Butter und unraffinierten Ölen.

Prof. Dr. Berthold Thomas (1910–2002) sprach anlässlich der GGB-Herbsttagung 1996 über die Bedeutung des Vollgetreides für die menschliche Ernährung:

»Das in der Bundesrepublik geerntete Gesamtgetreide findet zurzeit folgende Verwendung:

- rund 80 Prozent als Futtergetreide,
- 20 Prozent für Brot und Nährmittel.
- Nur 2 Prozent vom Gesamtgetreide gelangen als Vollkornprodukte zum Verzehr.
- Mit Vollkorn können doppelt so viele Menschen satt gemacht werden wie mit Weißbrot.
- Getreide ist ein wichtiger Eiweißlieferant. Weizen enthält etwa 12–14 Prozent Eiweiß. Roggen etwas weniger. Vergleicht man diese Zahl mit der von tierischen Nahrungsmitteln, die heute als wichtige Eiweißlieferanten angesehen werden, dann wird deutlich, dass der Gehalt im Weizen beträchtlich ist.

Eiweißgehalt ausgewählter Lebensmittel	Protein je 100 g Frischsubstanz
Milch	3,4
Weizen, Roggen Hafer	10–14
Ei	11–12
Fisch	15–20
Fleisch roh	18–22
Fleisch gekocht	25–30
Käse	15–27

Dass der Mensch über lange Zeiträume von rohem Getreide leben kann und dabei hohe Leistungsfähigkeit aufweist und oft sogar über bessere Gesundheit verfügt, beweisen viele Gruppen von Vegetariern auf der ganzen Erde. Zu den ältesten bekannt gewordenen Völkern, die sich von rohem Getreide ernähren, zählen die Goralen, ein kleiner, aber sehr leistungsfähiger Volksstamm in den Karpaten.«

Blutzuckerbelastung in Abhängigkeit von der Verarbeitung des Kornes

»Der schnelle und steile Abfall wird vermieden, der Insulinbedarf wird geschont. Der Brot- beziehungsweise Flockenanteil betrug bei diesen Humanversuchen 50 Prozent der täglichen Nahrungsaufnahme. Die Kurven machen deutlich, dass zwischen Vollkorn und Weißzucker große Unterschiede im Verdauungsstoffwechsel bestehen.«

Quelle: Berthold Thomas, »Vollkorn bietet mehr«

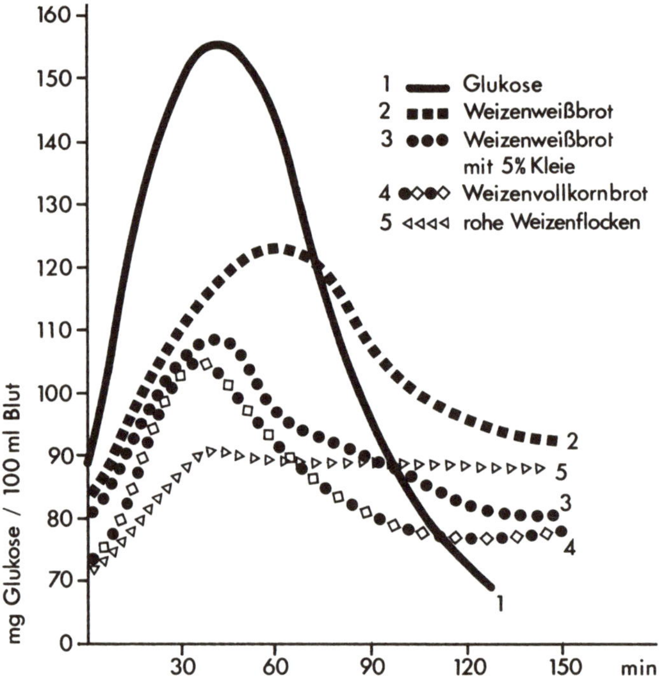

Die Lawine der ernährungsbedingten Zivilisationskrankheiten wuchs und wächst noch ständig. 80 bis 120 Milliarden Euro betragen die dadurch entstehenden Krankheitskosten jährlich allein in der Bundesrepublik.

Die Enkelkinder meines Jahrgangs sind die fünfte Generation, die der Nahrungsmittel-Industrie »aus der Hand frisst«.

Generationenbeispiel:

1870 Geburt der Großeltern. Sie lebten von Produkten, die der Bauer erzeugte und Obst/Gemüse aus dem eigenen Garten. Meine Großmutter hatte noch eine verschließbare Zuckerdose, denn zu ihrer Zeit war der süße Stoff etwas Kostbares, Besonderes.

1900 Geburt unserer Eltern. In der Jugend natürliche Kost. Mit der Industrialisierung – besonders nach dem Zweiten Weltkrieg – hielten Fabrikprodukte Einzug in die Haushalte.

1940 Geburt meiner Generation. Karge Kriegsernährung. Danach die übliche Ernährung. Auszugsmehl und Fabrikzucker waren eine Selbstverständlichkeit in jeder Küche.

1960 Geburt unserer Kinder. Die künstliche Säuglingsernährung feierte Triumphe. Muttermilch galt als nachteilig. Üppige Mangelernährung war das Übliche in fast jeder Familie.

2000 Die Enkelkinder = Fast-Food-Generation.

Von einer Generation zur nächsten schwand das Wissen um eine natürliche Ernährung. Minderwertige Fertigprodukte sind heute Standard. Die Grünenpolitikerin Renate Künast befürchtet in ihrem Buch »Die Dickmacher«: »Die junge Generation wird die erste sein, die vor ihren Eltern stirbt.«

Seit Jahrzehnten liegen zahlreiche wissenschaftliche Studien vor, die den gesundheitlichen Wert einer vollwertigen Ernährung belegen. Sie füllen ganze Bibliotheken. Aber an der

Universität lernen Medizinstudenten während ihrer sechs Jahre dauernden Ausbildung immer noch zu wenig über die Entstehung und Auswirkung ernährungsbedingter Zivilisationskrankheiten. In den Vorlesungen heißt es, »die habe es schon immer gegeben«.

Dr. Max Otto Bruker (1909–2001) wurde es bis ins hohe Alter nicht müde, diese Krankheiten immer wieder aufzuzählen:

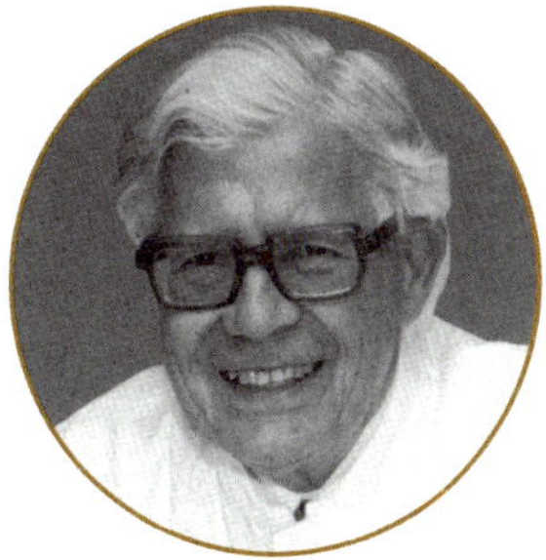

Dr. med. Max Otto Bruker

- der Gebissverfall, die Zahnkaries und die Parodontose,
- die Erkrankungen des Bewegungsapparates, die sogenannten rheumatischen Erkrankungen, die Arthrose und Arthritis, die Wirbelsäulen- und Bandscheibenschäden,
- alle Stoffwechselkrankheiten wie Fettsucht, Zuckerkrankheit, Leberschäden, Gallensteine, Nierensteine, Gicht usw.,
- die meisten Erkrankungen der Verdauungsorgane wie Stuhlverstopfung, Leber-, Gallenblasen-, Bauchspeicheldrüsen- sowie Dünn- und Dickdarmerkrankungen, Verdauungs- und Fermentstörungen,

- Gefäßerkrankungen wie Arteriosklerose, Herzinfarkt, Schlaganfall und Thrombosen,
- mangelnde Infektabwehr, die sich in immer wiederkehrenden Katarrhen und Entzündungen der Luftwege, den sogenannten Erkältungen, und in Nierenbecken- und Blasenentzündungen äußert,
- sogenannte Allergien, Neurodermitis, Hautausschläge,
- manche organische Erkrankungen des Nervensystems.
- Auch an der Entstehung des Krebses ist die Fehlernährung in erheblichem Maße beteiligt.

In den von Dr. Bruker geleiteten Kliniken – Eben-Ezer/Lemgo, eine Abteilung in den Kliniken am Burggraben/Bad Salzuflen, Krankenhaus Lahnhöhe/Lahnstein – erhielten **alle** Patienten eine vitalstoffreiche Vollwertkost. Das Kernstück bildete der Frischkornbrei.

»Auch die Patienten, die eine lebensbedingte Krankheit haben?«, fragte ich ihn einmal, als ich selbst Patientin in Bad Salzuflen war. »Ja, auch die. Zum einen schadet es ihnen nicht, denn wer ist noch ganz gesund! Zum anderen zeigt sich dann recht bald, ob die Beschwerden lebens- oder ernährungsbedingt sind.«

Die wissenschaftlichen Erkenntnisse des Schweizer Arztes M. O. Bircher-Benner, die Forschungsergebnisse von Prof. Kollath sowie die anderer bedeutender Wissenschaftler wie Yudkin, Cleave und Campbell, Weston Price, Justus von Liebig, Adolf Roos, Adalbert Schweigart, Albert von Haller und weitere legte Dr. Bruker für die Umsetzung der vitalstoffreichen Vollwertkost zugrunde. In jahrzehntelanger Anwendung und Beobachtung in Klinik und Praxis konnte er deren Erfahrungen bestätigen. In allen Büchern publizierte er dann seine Erkenntnisse, ebenso in Fachzeitschriften.

Die Bruker-Bücher wurden bis heute über drei Millionen Mal verkauft. Naturkostläden erlebten nicht zuletzt durch seine unermüdlichen Aktivitäten einen Boom. Als der »Playboy« in den 80er-Jahren verkündete, Vollwertkost mit Frischkornbrei stärke die Potenz und dabei den Titel »Unsere Nahrung – unser Schicksal« erwähnte, stieg der Verkauf des Buches rasant an.

Für die praktische Durchführung der Ernährung gilt Dr. Brukers Rat: »Vier Dinge sollten Sie täglich meiden und vier täglich essen.«

Bei bestimmten Erkrankungen ist die Vermeidung bzw. Einschränkung von Tiereiweiß empfehlenswert. Alle übrigen nicht erwähnten Speisen können täglich genossen werden.

Zu meiden sind:

1. Auszugsmehl und Produkte daraus
2. alle Fabrikzuckerarten
3. alle raffinierten Fette (Margarinen, gewöhnliche Öle)
4. für Magen-, Darm-, Leber- und Gallenempfindliche: alle Säfte aus Obst und Gemüse, gleichgültig, ob selbst hergestellt oder gekauft, gekochtes Obst, Trockenfrüchte. Auch Honig kann bei Empfindlichen zur Unverträglichkeit beitragen.

M.O.Bruker: »Wenn Sie – aus welchen Gründen auch immer – die vitalstoffreiche Vollwertkost nicht durchführen, essen Sie wenigstens täglich den Frischkornbrei.« Das ist natürlich kein Freispruch für die restliche Ernährung, sondern zeigt, welch positiven Stellenwert der über Jahrzehnte klinisch erprobte Frischkornbrei erwiesenermaßen hat.

Zu essen sind:

1. Vollkornbrote, möglichst viele verschiedene Sorten
2. täglich 3 Esslöffel Getreide in Form eines Frischkornbreis (siehe Rezept S. 46 und 121)
3. eine Frischkostbeilage aus rohen Gemüsen und rohem Obst (z.B. als Salat)
4. naturbelassene Fette (Butter, Sahne und unraffinierte, kaltgepresste Öle).

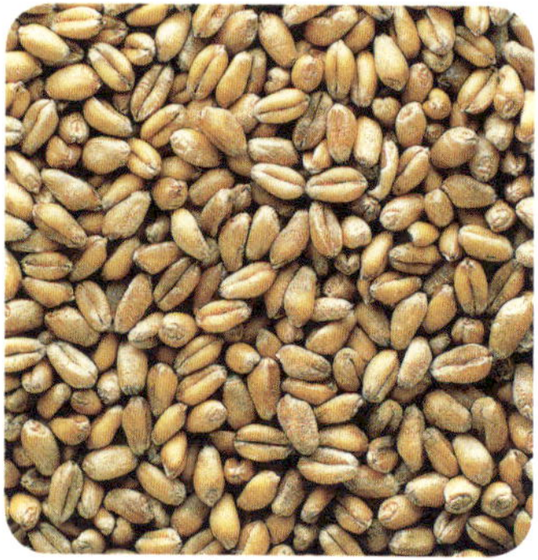

Weizen

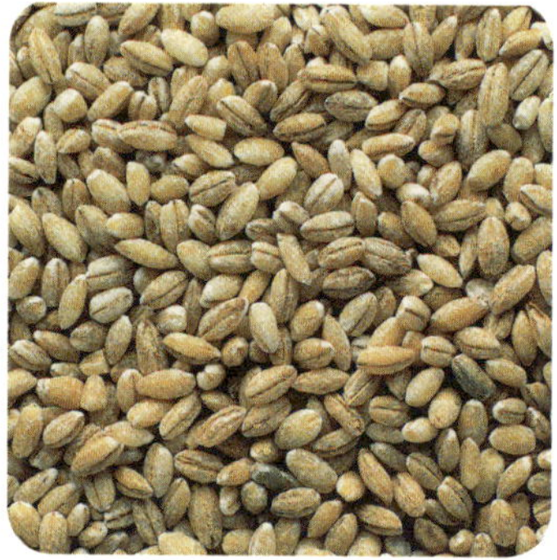

Gerste

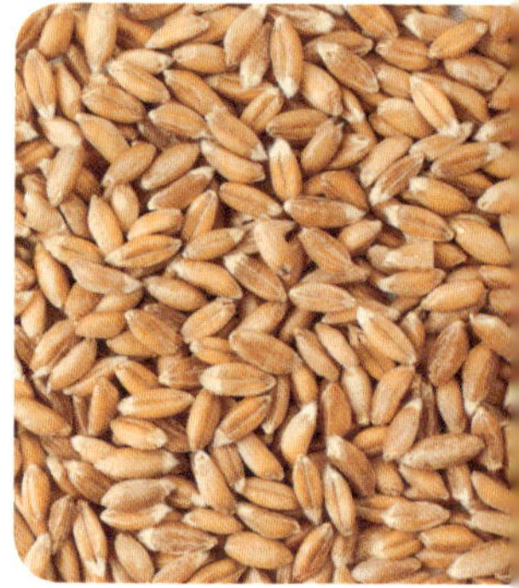

Emmer

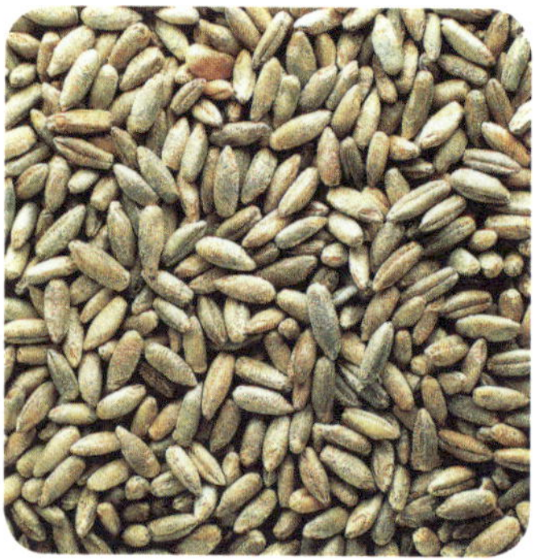

Roggen

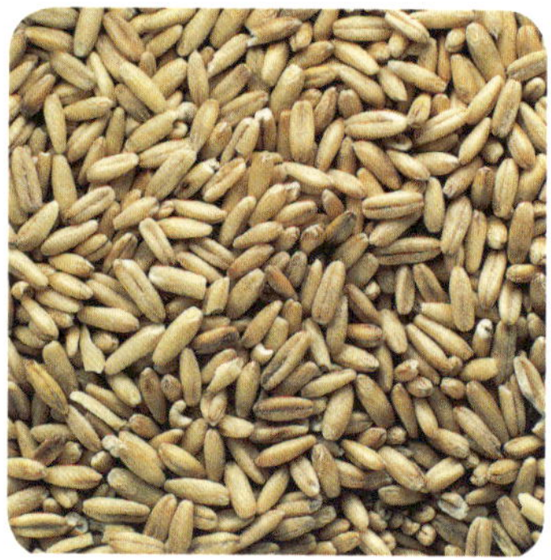

Hafer

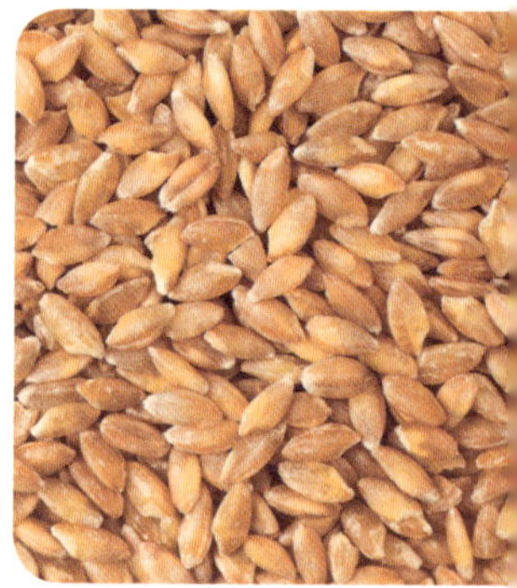

Einkorn

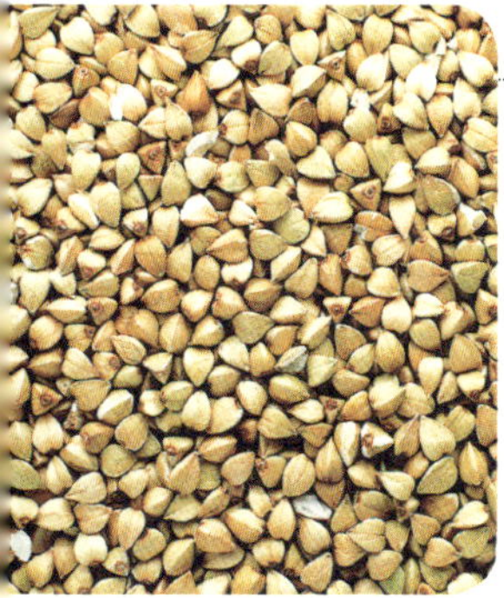

Buchweizen

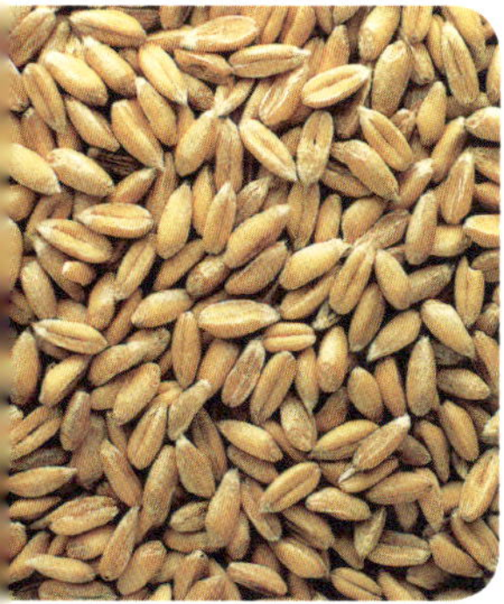

Dinkel

Diese Getreidearten verwenden wir in der Lehrküche des »Dr.-Max-Otto-Bruker-Hauses« für den täglichen Frischkornbrei

Buchweizen ist kein Getreide, sondern ein Knöterichgewächs, aber nahrhaft und lecker zuzubereiten.

Nacktgetreide sind spelzfreie Getreide. Dazu gehören Weizen und Roggen. Inzwischen gibt es auch Hafer und Gerste als spelzfreie Züchtung.

*Als er am (zweitersten)
Sabbat durch die Saatfelder ging, geschah es, dass seine Jünger
Ähren abrupften und aßen,
wobei sie diese mit den
Händen zerrieben.*

Lukas 6, 1

Wer erfand den Frischkornbrei?

Dr. Bruker wies immer wieder auf die Forscher der von ihm praktizierten Ernährungsform hin. Der Schweizer Arzt Maximilian Oskar Bircher-Benner (1867–1939) erfand das »Bircher-Müesli«. Sein Sohn Dr. Ralph Bircher (1899–1990) schreibt im Bircher-Benner-Kochbuch (1952):

Das Bircher-Müesli

»Dieses Gericht wurde ursprünglich einfach ›Früchtediätspeise‹ benannt. Im Hause Bircher-Benners hieß es allgemein ›d'Spys‹ – die Speise schlechthin! Es war eine so häufig und selbstverständlich auf dem Tisch erscheinende Speise, dass es gleichsam zum Inbegriff der Nahrung geworden war, nicht viel anders als in früheren Zeiten das Brot, wenn man vom täglichen Brot sprach.

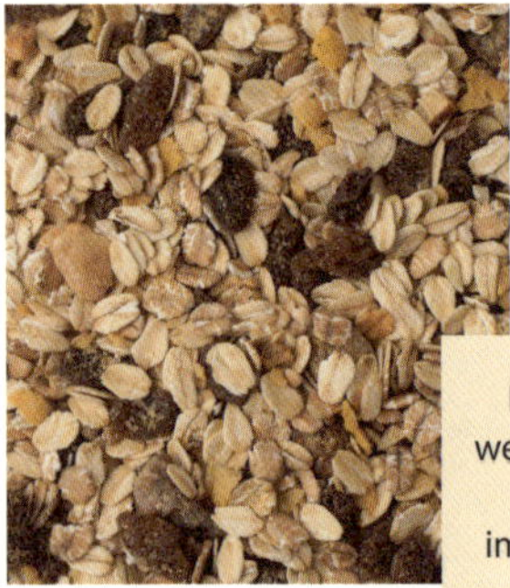

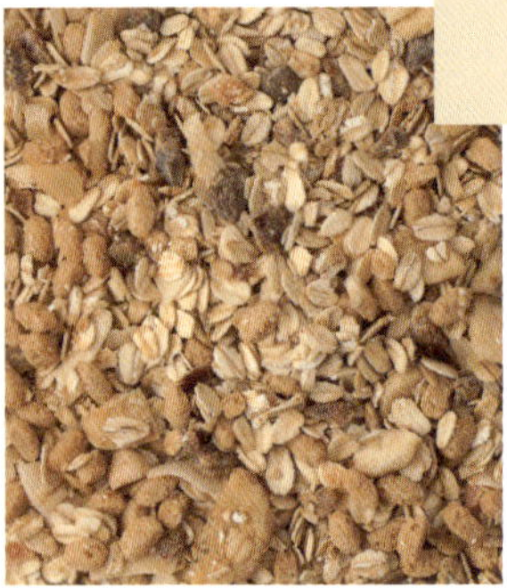

Der Frischkornbrei heißt so, weil er aus frischen, unerhitzten Zutaten hergestellt wird – im Gegensatz zu Fertig-Müslis.

»Karibik-Müsli« – wo ist hier die Karibik?

Im Grunde führte Dr. Bircher-Benner mit dem ›Bircher-Müesli‹, wie der Volksmund dann die Speise getauft hat, einen alten Brauch seiner Heimat wieder ein; denn es war in obstreichen Gegenden der Schweiz früher Sitte gewesen, kleinere Mahlzeiten, namentlich das Abendmahl, einfach aus Obst, Kornmus und Milch bestehen zu lassen, wozu oft noch Nüsse kamen. Das Obst bestand aus Äpfeln, Birnen, Beeren oder Dörrobst je nach der Jahreszeit, das Kornmus aus Dinkel, Hafer oder Gerste, und die Milch war meistens frisch gemolken und ungekocht. Obst-Korn-Milch, die Komponenten des »Müesli«, sind ein altehrwürdiger und auch ein überaus natürlicher Dreiklang der Diätetik, mit den Nüssen zusammen ein Vierklang. Früher allerdings wurden diese Nahrungsmittel meistens unzerkleinert gegessen oder vielmehr mit kräftigen Zähnen zermahlen und im Innern des Körpers, statt in der Küche, untereinandergemischt. Man kannte aber auch schon ein richtiges Müesli, gemischt aus frischen Beeren an Milch und Hafermehl (›Ebbeeristurm‹ und ›Heitisturm‹).

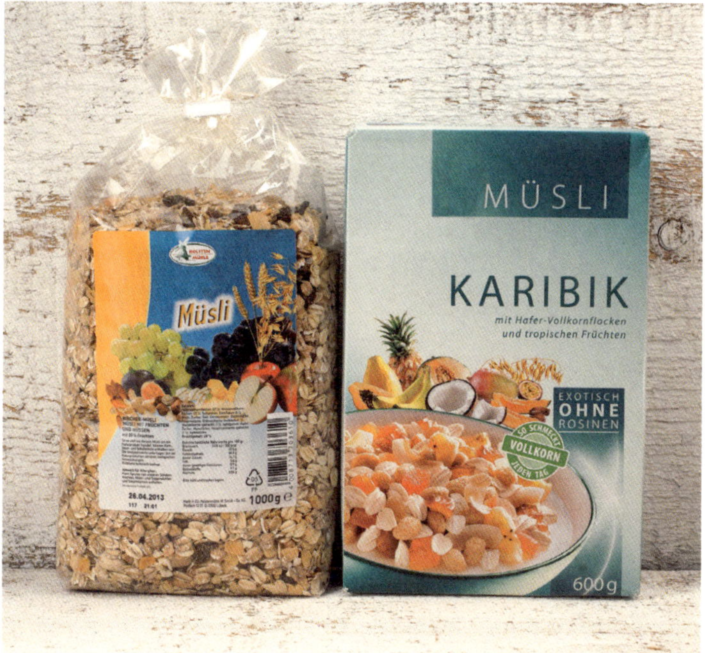

Die heutzutage als Müsli angebotenen Fabrikprodukte haben mit dem echten »Bircher Müesli« nichts mehr zu tun.

Am Ende des vergangenen Jahrhunderts fand Dr. Bircher-Benner nun eine ganz andere Situation vor. Der alte Brauch war fast vergessen und das Obst, namentlich das frische, in Verruf gekommen, so dass man es zum größten Teil in Obstwein und Schnaps verwandelte und als einen puren Luxus ansah, höchstens als Nachspeise oder Näscherei, und auch dann vorzugsweise gedünstet und gezuckert zu sich nahm. Leute mit heiklem Magen hüteten sich vor frischem Obst, als wäre es Gift gewesen, und doch bedurften ja gerade sie seiner am meisten. Dr. Bircher-Benner musste also einen Weg finden, das frische Obst den Menschen wieder zu einer liebenswerten täglichen Gewohnheit zu machen, und dies nicht nur für jene relativ wenigen Menschen, die noch kräftige Zähne hatten, sondern auch für die vielen mit geschwächter Kaukraft. Das ›Bircher-Müesli‹ war dieser Weg.«

Das ursprüngliche Apfelmüesli-Rezept, so wie es von Dr. Bircher erstmals eingeführt wurde, lautete:

Das Rezept des »Bircher Müesli«

- Pro Person 8 g Haferflocken (1 gestrichener Esslöffel) in 3 Esslöffel kaltem Wasser 12 Stunden einweichen. Danach mit 1 Esslöffel Zitronensaft und 1 Esslöffel gezuckerter Kondensmilch vermischen, eventuell noch 1–2 Esslöffel Wasser dazugeben, je nach Sorte der Äpfel. 200 g Äpfel hineinreiben. 1 Esslöffel geriebene Haselnüsse oder Mandeln über die angerichtete Speise streuen. Anstatt Haferflocken kann auch anderes Getreide genommen werden.

Anmerkung:
Dr. med. Eleonore Krahn, 1914 – 2008: »Der Zucker wurde aus Gründen der Pietät auch von den Nachfolgern Bircher-Benners beibehalten und sorgte für Bauchbeschwerden bei vielen Patienten.«

Getreide und Mensch – eine Lebensgemeinschaft

Prof. Dr. Werner Kollath (1892 – 1970) berichtet:

»Als im April 1944 unsere Wohnung infolge eines Bombenangriffs total ausbrannte und wir in einem Rostocker Hotel unterkommen mussten, begannen wir sehr bald unter der unzureichenden Hotelkost zu leiden. Unsere Schrotmühle war mit dem Haus verbrannt, aber wir gelangten in den Besitz einer uralten Kaffeemühle und konnten nun im Hotelzimmer jeden Abend etwas mühsam, aber erfolgreich, aus Weizenkörnern Schrot herstellen und konnten am Morgen mit den gerade zur Verfügung stehenden Zusätzen unser ›Frischkorn-Müsli‹ essen. Die gesundheitliche Wiederherstellung erfolgte sehr schnell. Seitdem sind wir diesem Frühstück bis heute treu geblieben.

In dem uns zugewiesenen kleinen Haus galt es bald, zahlreiche

Flüchtlinge aufzunehmen und zu ernähren. Die Entbehrungen der Flucht, die oft zu totaler Erschöpfung geführt hatten, konnten mit Hilfe der Frischkorngerichte in kurzer Frist behoben werden. Das Korn musste allerdings ›organisiert‹ werden für die meist 12-köpfige Familie. Die Gerichte wurden variiert: morgens das stets willkommene ›Müsli‹ mit Obst, mittags als Nachspeise kurz aufgekochte Schrotbreie mit Milch übergossen, abends ein ›Würzmus‹ mit Quark, Kümmel, Zwiebeln, Kräutern, Paprika, Tomaten, Möhren usw., ›herb‹ angerichtet.

Die Gerichte machten Schule, und da es keinen Kaffee mehr zu mahlen gab, fanden die Rostocker Kaffeemühlen bessere Verwendung als Schrotmühlen. Erwähnenswert war, dass man von ›Schwarzkäufen‹ völlig unabhängig war, Hungergefühle nicht kannte und voll leistungsfähig war.«

An anderer Stelle schreibt Kollath:

»Wir werden dazu natürlich auch einiges in unseren Lebensgewohnheiten ändern müssen. Ich habe vielfach empfohlen, abends pro Person drei Esslöffel Weizen- oder Roggenkörner mit der Kaffeemühle zu mahlen, dieses Mahlprodukt mit der gleichen Menge Wasser anzusetzen, über Nacht stehen zu lassen und morgens in rohem Zustande mit Milch oder mit Obstsaft bzw. frischem, zerkleinertem Obst zu essen. Dadurch werden ausgezeichnete Ergebnisse erzielt; Müdigkeit verschwindet vollkommen, und das Einnehmen von Tabletten ist überflüssig. Es ist eine besonders wichtige Nahrung für werdende Mütter und Kinder.

Frischkornbrei: Eine besonders wichtige Nahrung für werdende Mütter und Kinder!

Presseberichte sorgten für umfangreiche Bekanntgabe. Der bekannte Vorkämpfer für Vollkorn, Dr. Gronau, Neubukow (Mecklenburg), bezeichnete den Vorschlag des Frischkornbreies als »die konsequenteste Verwirklichung des Vollkorngedankens« und führte die Gerichte in seiner Praxis ein. Erfolgreich verwendete der Rostocker Kreisarzt, Dr. Walter Buschmann, den Frischkornschrot gegen Unterernährung in einem Kinderheim.«

Vollkornschrotsuppen bei Typhus und Fleckfieber

»Als Oberseuchenkommissar hatte der Verfasser (Kollath, I. G.) Gelegenheit, in zwei großen Lazaretten in Schwaan und Güstrow mit je etwa 300 – 400 Kranken nach Beendigung des Zweiten Weltkrieges 1945 vergleichende Erfahrungen zu sammeln; Starlinger hat in ähnlicher Dienststellung in Königsberg (Preußen) bei Typhus und Fleckfieber entsprechende Beobachtungen gemacht. In Güstrow gab es nur die von der Sowjetverwaltung gelieferte Schwarzbrotkost, in Schwaan wurde zusätzlich von der Ortsverwaltung eine beschlagnahmte Menge von Korn zur Verfügung gestellt, die in *Form von Schrotsuppen* den Patienten gegeben wurde. Der Vergleich nach Ablauf der Epidemien war eklatant: In Güstrow kam es zu den üblichen Werten von *Letalität bei Typhus.* In Schwaan verliefen Typhus und Fleckfieber leichter, die *Letalität* (Tödlichkeit einer bestehenden Erkrankung, I. G.) *war geringer.* Vor allem aber fehlten die sonst üblichen etwa 10 Prozent umfassenden *Fälle von Gangrän* (fressendes Geschwür, I. G.), die oft zur Amputation führen, wie

Klinische Erfahrungen in der Nachkriegszeit

der Verfasser aus seiner Fleckfiebertätigkeit 1916 in Kurland ärztlich erfahren hat.

Nach der Flucht im März 1947 von Rostock nach Westdeutschland, Hannover, ergab sich Gelegenheit zu Vorträgen in vielen Städten der Bundesrepublik und damit zur weiteren Verbreitung der Ideen.«

»Kollath-Frühstück«

Der Inhaber der Achimer Simonsbrotfabrik Fritz Lieken realisierte Kollaths Vorstellungen: Er bot keimfähiges Getreide für die Selbstherstellung von Schrot im Haushalt an sowie Frischkornschrot mit datierter Lagerfähigkeit. Das Frischkorngericht nach Kollath erhielt durch den Reformhausbesitzer Croy in Frankfurt am Main die Bezeichnung »Kollath-Frühstück«. Unter diesem Namen wird es heute noch als »Fertigprodukt« in Reformhäusern angeboten.

Heilerfolge durch Frischkornschrot

… konnten in einem Kinderheim in Rostock erreicht werden. Kollath:

»Diese wurden aufs Beste ergänzt durch sorgfältige Beobachtungen in dem Kinderheim Lüdersen bei Hannover, zu denen Frau Dr. phil. Gertraud Schmidt Anregung gegeben hatte. Frau Schmidt hatte einen überraschenden Heilerfolg durch diese Kost bei einem Panaritium (eitrige Entzündung der Finger, I. G.), bei dem ein Daumen amputiert werden sollte. Die Amputation konnte vermieden werden.

In dem Kinderheim wurden 22 Kinder unter Aufsicht von Dr. Melischeck mit Frischkornschrot und entsprechender Beikost ernährt. Aus dem Bericht sei eine kurze Zusammenfassung gegeben: Die Kinder wurden 1947/48 mit Kreislaufstörungen, Hals- und Racheninfektionen und Drüsenschwellungen eingeliefert. Ein Kind litt an Asthma. Bei diesem blieben die Anfälle vom 4. Tag an aus, die übrigen Kinder erholten sich auffallend schnell.

Ähnliche günstige Erfahrungen berichtete Dr. Dabelstein aus Mecklenburg. Er gab neben Frischschrot auch gequollene Körner, ähnlich dem schottischen Crowdie.«

Kollath verwies ebenfalls

»auf die Arbeit von Turner aus der vormals Eppingerschen Klinik in Wien, der bei der üblichen Kochkost mit reichlich Fleisch nahezu 20 Prozent O_2 in den Darmgasen gefunden hatte, bei pflanzlicher Frischkost hingegen nahezu volle Sauerstoff-Freiheit. Die Einsparung an Kohlenhydraten ist beträchtlich, so dass der Kalorienbedarf des Rohkostmenschen wesentlich geringer ist als der des Kochkost-Menschen.«

Gesundheit beginnt im Kopf

Da unser Leben begrenzt ist, sollten wir das Beste daraus machen. Dies gilt auch für die Ernährung. Zu Bircher-Benners Zeiten war Fabrikzucker noch ein Gewürz. Er konnte mit einer »Prise« als Beigabe zum »Müesli« nicht allzu viel Unheil anrichten. Doch heutzutage ist Fabrikzucker durch die Werbung der Zuckerlobby und mit staatlicher Unterstützung ein Volksnahrungsmittel. Pro Kopf und Tag verzehrt der Bundesbürger ca. 150 Gramm.

Volksnahrungsmittel Fabrikzucker

Die Milch, frisch von der Kuh, wie Bircher-Benner und Kollath sie propagierten, gibt es nicht mehr. Es sei denn, man kennt einen Bauern, der noch biologisch arbeitet und keinen Massenbetrieb hat. Zur Zeit meiner Großeltern waren Kühe nur alle paar Jahre trächtig und gaben etwa zwanzig Jahre lang Milch. Heute wird Milch – ebenso wie Fabrikzucker – als

Milch …
verwenden wir im Dr.-Max-Otto-Bruker-Haus in Lahnstein nicht. Kinder (auch Erwachsene!), die zum Beispiel an ständiger Infektanfälligkeit und Hautausschlägen leiden, sollten Milch strikt meiden. Der Gesundheitszustand verbessert sich schlagartig.
Dass Milch eine wichtige Kalziumquelle sei, ist eine Werbeaussage der Milchwirtschaft. (s. »Der Murks mit der Milch«, Dr. M. O. Bruker/Mathias Jung, emu-Verlag)

lebensnotwendig von der Milchwirtschaft beworben. In Kombination mit Getreide und Obst kann sie Unverträglichkeit des Frischkornbreis hervorrufen.

Dr. Bruker beobachtete das »Verträglichkeitsproblem« bereits in den Jahren 1936–1938, als er Oberarzt in der von Dr. Schlütz geleiteten homöopathisch-biologischen Klinik der Krankenanstalten Bremen war. Die Patienten klagten oft über Bauchbeschwerden trotz liebevoll zubereiteter vegetarischer Kost. Als Dr. Bruker in Eben-Ezer/Lemgo ab 1946 als Anstaltsarzt arbeitete und dazu eine Klinik mit 50 Betten leitete, erkannte er die Ursachen. Nach Wochenendbesuchen hatten die Patienten Tage später Unwohlsein und Bauchbeschwerden. Es waren die Süßigkeiten, die sie von den Besuchern erhielten.

Bruker:

»An über 50 000 Patienten konnte ich im Krankenhaus Eben-Ezer, in der ärztlichen Sprechstunde und in anderen von mir geleiteten Krankenhäusern im Laufe von etwa 60 Jahren die Gültigkeit dieser

Zusammenhänge nachweisen … Zur Erklärung des Grundsätzlichen gebrauche ich in der Sprechstunde gerne einen bildhaften Vergleich, der dem Kranken schnell und einfach das Wesentliche verständlich macht: Wenn in einem Orchester von 20 Musikern 19 richtig spielen und nur einer falsch spielt, so ist das ganze Konzert verdorben. Wählen wir in einer Kostform, die aus 20 Einzelnahrungsmitteln besteht, 19 richtig aus und *ein* Nahrungsmittel ist falsch und passt nicht dazu, so wird die ganze Kostform nicht vertragen.«

Mit dieser Erkenntnis war das klare Frischkornbrei-Rezept geboren. In den Anfangsjahren gab Dr. Bruker noch die Milch als »Alternative« an. Doch das vertrugen manche Patienten nicht. Er aber wollte einen Frischkornbrei empfehlen, den ausnahmslos alle vertragen. Hier ist das bewährte Rezept:

Frischkornbrei – Das Originalrezept

- Er wird aus einer einzelnen Getreideart oder einer Mischung von Roggen und Weizen hergestellt. Es kann auch Weizen, Roggen, Hafer, Gerste, Hirse gemischt werden. Von dieser Mischung werden 3 Esslöffel (ca. 50 g) mit einer Kaffeemühle oder Getreidemühle grob geschrotet. Das Mahlen muss jedes Mal frisch vor der Zubereitung vorgenommen werden. Dabei spielt es keine Rolle, ob die Getreidemühle mit Mahlsteinen oder einem Stahlmahlwerk arbeitet.

  Nicht auf Vorrat mahlen!

  Das gemahlene Getreide wird mit ungekochtem, kaltem Leitungswasser zu einem Brei gerührt und mehrere Stunden (fünf bis zwölf) stehengelassen.

  Die Wassermenge wird so berechnet, dass nach der Quellung nichts weggegossen zu werden braucht. Nach fünf bis zwölf Stunden wird dieser Brei genussfähig gemacht durch Zusatz von frischem Obst (je nach Jahreszeit), Saft einer

Joghurt und Milch werden für die Zubereitung nicht verwendet, weil sie in Kombination mit Getreide und Obst Unverträglichkeitserscheinungen hervorrufen können.

halben Zitrone, 1 Teelöffel Honig (nur manchmal, regelmäßig Honig kann Karies erzeugen), 1 Esslöffel Sahne, geriebenen Nüssen, nach Art des Bircher-Benner-Müslis.
Solange verfügbar, sollte man immer einen Apfel hineinreiben und sogleich untermischen. Der geriebene Apfel macht den Frischkornbrei besonders luftig und wohlschmeckend.
Es ist ohne Belang, zu welcher Tageszeit dieser Brei genossen wird.

siehe Abbildung S. 50/51 ➔

Auch die Zubereitung nach Dr. Evers ist zu empfehlen:

- 3 Esslöffel Roggen oder Weizen (keine Mischung) werden über Nacht (etwa 12 Stunden) mit ungekochtem, kaltem Wasser eingeweicht. Am Morgen werden die Körner in einem Sieb mit frischem Wasser gespült.
  Dieser Vorgang wird so lange fortgesetzt (im Durchschnitt 3 Tage), bis die Körner keimen und die Keimlinge ca. einen drittel Zentimeter lang sind. In der Keimzeit sollen die Körner möglichst bei Zimmertemperatur stehen (d. h. nicht zu kalt und nicht zu warm).

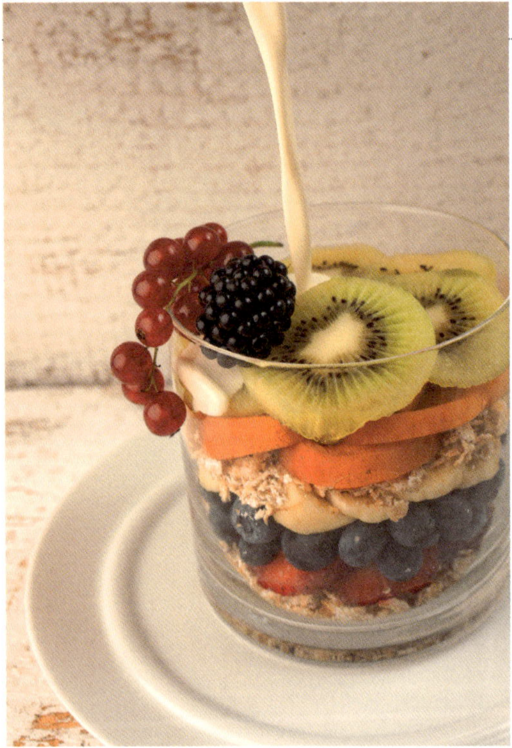

Diese gekeimten Körner können mit Zutaten versehen werden, wie beim Frischkornbrei angegeben. Sie sind gründlich zu kauen.
Der Ratschlag, Roggen und Weizen getrennt zum Keimen aufzustellen, beruht darauf, dass die beiden Getreidearten verschieden lange Keimzeiten haben. Der Weizen keimt etwas rascher als der Roggen.

Selbstgequetschte Haferflocken mit Obst Ihrer Wahl

Der Frischkornbrei heißt so, weil er aus frischen, unerhitzten Zutaten hergestellt wird. Milch, Joghurt, Trockenfrüchte gehören nicht hinein. Sie können Unverträglichkeit hervorrufen. In der Lehrküche des Dr.-Max-Otto-Bruker-Hauses geben wir keinen Honig hinein. Die Früchte sind süß genug.

»Frischkornbrei« oder »Frischkorngericht«?

Als Waltraud Becker, Gesundheitsberaterin GGB, Getreide-Expertin, Buchautorin, Dr. Bruker eines Tages vorschlug, dem »Kind« einen anderen Namen zu geben, zum Beispiel Frischkorngericht, ging er eine Zeitlang darauf ein, kehrte aber letztendlich immer wieder zur alten und bewährten Bezeichnung »Frischkornbrei« zurück. Ob der nun in Breiform gegessen wird oder mit gekeimtem oder grob geschrotetem Getreide, mit geraspelten, geriebenen oder geschnittenen Zutaten, bleibt jedem selbst überlassen.

Ob Sie ihn morgens, mittags oder abends essen, spielt ebenfalls keine Rolle. Auf jeden Fall sollte er – wie jede Frischkost – vor den gekochten Speisen gegessen werden. »Frischkost voraus!«

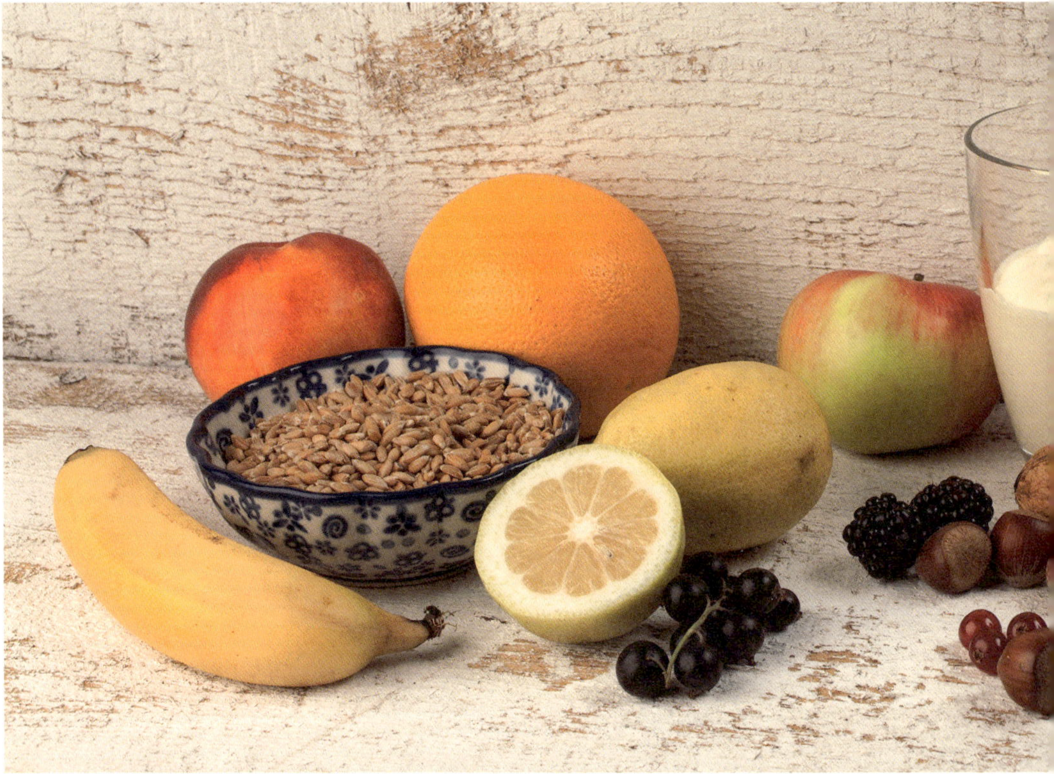

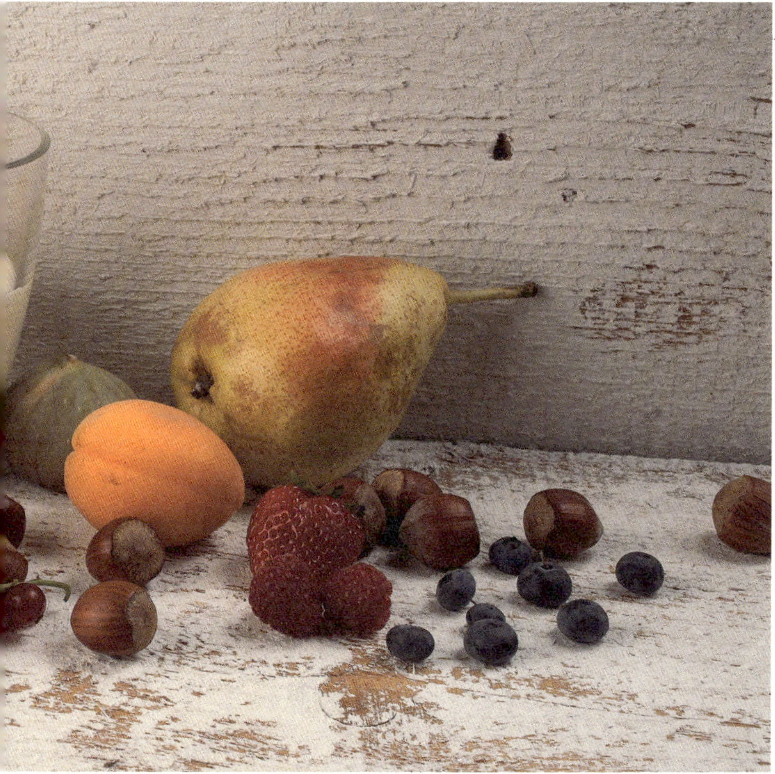

Ein Beispiel für Zutaten zum Frischkornbrei

Nützliches zu Getreide und Frischkornbrei

Gekeimtes Getreide

Die Getreidearten haben unterschiedliche Keimzeiten. Setzen Sie deshalb jede Getreidesorte zum Keimen getrennt an. Dazu das Getreide, mit normalem Leitungswasser bedeckt, bei Zimmertemperatur am besten über Nacht stehen lassen (5 – 12 Stunden).

Morgens spülen Sie das Getreide in einem Sieb unter fließendem Wasser. Dann breiten Sie es auf einem flachen Teller aus und bedecken es mit einem feuchten Tuch, damit es nicht austrocknet. Eventuell nachhelfen und zwischendurch mit einer Blumenspritze besprühen.

Am Abend weichen Sie das Getreide wieder ein.

In der Regel zeigt sich nach zwei Einweichnächten bereits der Keimling.

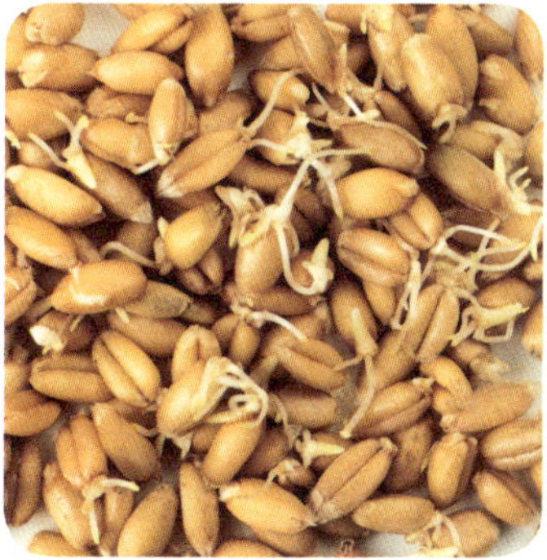

Dinkel

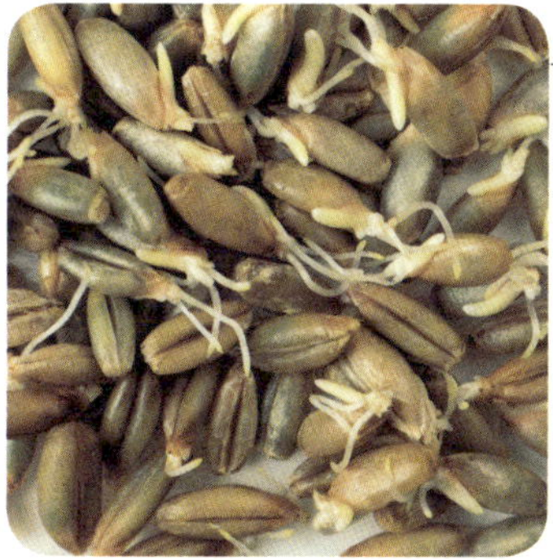

Roggen

Dinkel und **Roggen** reagieren sehr schnell. Hier bereits nach einer Einweichzeit von 8 Stunden.

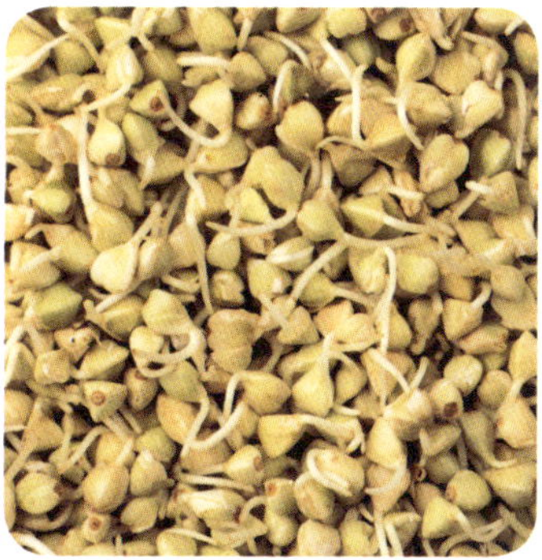

Buchweizen

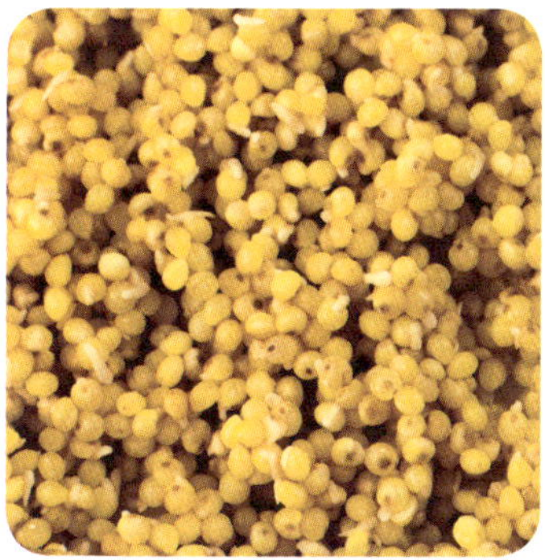

Hirse

Dieser **Buchweizen** keimte bereits nach einer Einweichzeit von 6 Stunden, tagsüber wurde er mehrmals besprüht.

Die **Hirse** brauchte länger – zwei Nächte Einweichzeit und mehrmaliges Besprühen am Tag danach.

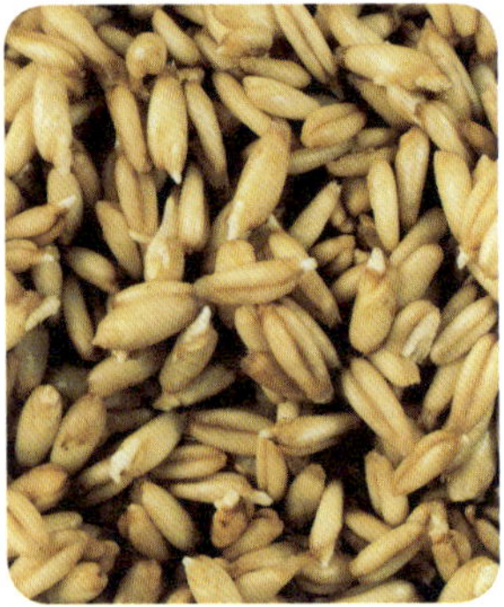

Hafer darf nicht eingeweicht werden. Er liebt es nicht, im Wasser zu liegen und »ersäuft« dann. Es genügt, wenn Sie ihn im Sieb spülen. Danach auf einem flachen Teller ausbreiten und unter einem feuchtem Tuch liegen lassen. Er darf dabei nicht abtrocknen und muss eventuell mehrmals täglich mit einer Blumenspritze besprüht werden.

Der Keim benötigt die Wachstumsstoffe des Getreidekorns und Feuchtigkeit, um keimen zu können. Dabei verbraucht er wirksame Substanzen, bietet aber als Keimling/Keim vermehrt Vitalstoffe, zum Beispiel Vitamine, die das ruhende Korn noch nicht aufweist.

Wechseln Sie die Getreidearten. Gönnen Sie sich auch öfter gekeimtes Getreide.

Der Arzt Dr. Evers, bekannt für seine Erfolge bei MS-Kranken (multiple Sklerose), gab seinen Patienten täglich gekeimtes Getreide.

Dr. Bruker »verordnete« allen Patienten in der Klinik den täglichen Frischkornbrei, einmal wöchentlich aus gekeimtem Getreide zubereitet.

Müsli oder Frischkornbrei?

Dr. M.O. Bruker

Immer wieder begegnet man Angriffen gegen den Frischkornbrei von den verschiedensten Seiten. Grundsätzlich handelt es sich um dieselben Einwände. Obwohl wir deren Unhaltbarkeit durch wissenschaftliche Argumente ständig aufzeigen, erscheint es notwendig, zusammenfassend die Gründe gegen den Frischkornbrei zu wiederholen.

Zunächst zur Namensgebung: *Zu Ehren von Bircher-Benner wurde der Frischkornbrei nach Kollath jahrzehntelang als Müsli bezeichnet und hat unter diesem Namen seinen Siegeszug angetreten. Es war zu erwarten, dass die findige Nahrungsmittelindustrie eines Tages an dem Geschäft teilnehmen wollte. Die Folge war die industrielle Herstellung von Fertigmüsli. Um den grundsätzlichen Unterschied zwischen dem ursprünglichen Müsli und dem Fertigmüsli herauszustellen, war die Schaffung des Begriffes Frischkornbrei notwendig, um dem Verbraucher zu zeigen, dass das Entscheidende die frische Zubereitung ist, während das Fertigmüsli durch Lagerung einen Verlust an biologischen Wirkstoffen aufweist. Manche »Idealisten« im biologischen Lager haben noch nicht begriffen, dass auf dem Lebensmittelsektor wirtschaftliche Gesichtspunkte eine große Rolle spielen. Mit der Beibehaltung des Begriffs Müsli erweisen sie ungewollt der Nahrungsmittelindustrie einen Gefallen.*

Zu den Einweichzeiten: *Immer wieder werden kurze Einweichzeiten empfohlen*

und Nachteile längerer Einweichzeiten angegeben. Auch diese Begründungen sind vom wissenschaftlichen Standpunkt aus unhaltbar. Bei dem Stehenlassen des gemahlenen Getreides über zum Beispiel fünf bis zwölf Stunden werden fermentative Prozesse eingeleitet, die gesundheitliche Vorteile haben, unter anderem eine bessere Verdaulichkeit bedingen. Der Einwand, dass Phytin unwirksam würde, stammt aus der Laborchemie, die nachweist, dass Phytin Mineralien bindet. Diese Bindung gilt nur im Laboratioriumsexperiment und nicht im menschlichen Organismus. (s. S. 116/117)
Der Grund für das Einweichen der Körner ist nicht, wie immer wieder behauptet wird, um sie vor Oxydation zu schützen, sondern die Einleitung der fermentativen Prozesse. Die Zahl der Menschen, die Kauschwierigkeiten haben, ist heute sehr groß, so dass eingeweichtes Getreide auch für Kaubehinderte leicht gekaut werden kann. Menschen mit gesundem Gebiss haben meistens noch keine Motive, sich gesünder zu ernähren. Erst wenn sie geschädigt sind, suchen sie nach solchen Wegen. Dies ist der Grund, weshalb viele Kranke, die nach gesünderer Ernährung suchen, auf den Frischkornbrei stoßen. Kurze Einweichzeiten, bei denen das Mahlgut noch hart ist, stoßen auf Kauschwierigkeiten und führen zu ungenügender Auswertung im Verdauungsapparat.

Lassen Sie sich durch überkluge Warner und Verbesserer nicht irremachen, die das Wesentliche nicht vom Unwesentlichen unterscheiden können und mit Betonung von unwesentlichen Kleinigkeiten das Grundprinzip verwässern.

Wissenswertes zum Frischkornbrei

Täglich erleben wir die positiven Wirkungen des bewährten Frischkornbreis an Patienten und »Normalverbrauchern« im Dr.-Max-Otto-Bruker-Haus in Lahnstein, dem Zentrum für Gesundheit und ganzheitliche Lebensweise.

Durch unser bewegtes Leben mit vielen auswärtigen Vortragsveranstaltungen lernen wir auch, wie unterschiedlich der Frischkornbrei zubereitet wird.

Erste Bedingung

Der Frischkornbrei muss appetitlich aussehen und gut schmecken. Das forderte Dr. M. O. Bruker für jedes Gericht, das auf den Tisch kommt. Ein undefinierbares braunes Frischkorngemisch lässt nicht das Wasser im Mund zusammenlaufen – und wenn es noch so gesund ist!

Was bewirkt der Verzehr von keimfähigem, unerhitztem Getreide?

- lang anhaltende Sättigung
- Stuhlverstopfung verschwindet

- Steigerung der Leistungsfähigkeit
- Blutbildung wird gefördert
- Infektanfälligkeit lässt nach/hört auf
- Verhütung ernährungsbedingter Zivilisationskrankheiten und positive Beeinflussung bei deren Bestehen
- Zahnkaries und Parodontose kommen zum Stillstand.

Diese Liste könnte noch um Längen fortgesetzt werden.

(siehe Dr. Brukers Standardwerk »Unsere Nahrung – unser Schicksal«, emu-Verlag)

Dr. M. O. Bruker verweist in allen Büchern auf den Segen des Frischkorngerichts. Das erste Buch schrieb er erst, nachdem er die positiven Auswirkungen des Frischkornbreis und der Vollwertkost über Jahrzehnte an Tausenden Patienten in Klinik und Praxis beobachtet hatte.

Der Frischkornbrei allein verhütet beileibe nicht alle ernährungsbedingten Zivilisationskrankheiten. Dazu gehört mehr, nämlich eine vollwertige Ernährung und eine gesunde Lebensweise. Und zur gesunden Lebensweise gehört nicht nur die Ernährung – aber sie ist die Basis, auf der alles gedeihen oder verderben kann.

»Ich vertrage ihn nicht«, ist das häufigste Argument derjenigen, die den Frischkornbrei ablehnen. Er wird jedoch – ohne Ausnahme – von jedem vertragen, wenn alles andere Essbare dazu passt. Das heißt: *Im Rahmen einer richtig durchgeführten vollwertigen Ernährung gibt es kein Verträglichkeitsproblem*. Wer noch Säfte, gekochtes Obst und Trockenfrüchte sowie Bohnenkaffee, schwarzen/grünen Tee und andere Extras »genießt«, muss sich nicht wundern, dass sich Rumoren im Bauch einstellt, vermehrte Gasabgänge und allgemeines Unwohlsein. Auch Honig kann dazu beitragen.

Der Frischkornbrei nach Originalrezept wird von jedem vertragen

Eine Bekannte von mir war wegen Bauchbeschwerden stationäre Patientin von Dr. Bruker. Nach 14 Tagen wurde sie entlassen, weil spürbare Besserung eingetreten war. Sie rief mich wenige Tage später an: »Du mit Deinem Bruker! Dieselben Beschwerden sind wieder da … Aufstoßen, Bauchweh, Blähungen …«. Wir gingen ihre Ess-Gewohnheiten durch. Was war zu Hause anders als in der Klinik Lahnhöhe? Ja, da hatten wir es. Sie wollte den geliebten Ahornsirup noch aufbrauchen und gab morgens einen Teelöffel voll auf den

Frischkornbrei. Das reichte bereits, um alle Beschwerden wieder aufflackern zu lassen. Das Problem konnte gelöst werden.

Übrigens, auch »blutbildende« Säfte, die werbewirksam im Zuge der Gesundheitswelle angeboten werden, gehören zum »Verträglichkeitsproblem«. Das Frischkorngericht trägt bestens und billiger zur Blutbildung bei! Die Natur macht keine Fehler. Aber wir Menschen.

Einwandfreies, biologisches, keimfähiges Getreide ist die Basis einer vollwertigen Ernährung

Gentechnisch veränderte Nahrung mit Ökosiegel ist die Vision, an der »erprobte Wissenschaftler« arbeiten. Wir sollten dagegen alles tun, um natürliche Lebensmittel zu erhalten. Dazu gehört an erster Stelle die Sicherung des biologischen Saatguts. Einwandfreies, biologisches, keimfähiges Getreide ist die Basis einer vollwertigen Ernährung. Deren Zentralstück ist der Frischkornbrei. Und wenn Sie es noch nicht ausprobiert haben, sollten Sie sofort loslegen. Dazu sind keine teuren und aufwendigen Küchengeräte notwendig. Eine alte Kaffeemühle zum Schroten des Getreides tut es auch. Und wenn auch die nicht vorhanden ist, lassen Sie das Getreide eben keimen. Wo also ist das Problem?

Es spielt auch keine Rolle, mit welcher Getreidesorte Sie beginnen – sei es Dinkel, Weizen, Gerste, Roggen oder Hafer … Die Qualität muss stimmen, also sind biologischer Anbau und Keimfähigkeit Voraussetzung. Angebotene Getreide-Fertigmischungen haben den Nachteil, dass nicht keimfähiges Getreide dabei sein kann. Zum Beispiel Hafer. Er schmeckt außerdem nach dem Schroten und Einweichen bitter, so dass eventuell der ganze Frischkornbrei diesen unangenehmen Geschmack annimmt.

Im »Globus«, größtem Kaufhaus am Ort, zähltc ich am 24. Juli 2012, wie viel verschiedene »Müsli«-Packungen im Angebot sind: 164 (in Worten: einhundertvierundsechzig)! Darunter auch das »Bircher-Müsli«. Die Zutaten: Geröstete Vollkorngetreideflocken (Hafer- 11 %, Gersten- 8 %, Weizen- 5 %), *Glukose-Fruktose-Sirup*, *Glukosesirup*, pflanzliches Fett, Vollkornweizen-Crispies (Weizenvollkornmehl 10 %, Weizengluten 0,7 %, *Gerstenmalz*, *Karamellzuckersirup*, Salz), *Zucker*, getrocknete Apfelstücke 4 %, Rosinen 4 %, *gezuckerte* Kon-

Die Zutaten eines Fertigmüslis aus dem Supermarkt.

densmilch, Sahnepulver, Apfelsaftkonzentrat 2 %, Vollmilch-Joghurtpulver 2 %, Honig 2 %, Ananassaftkonzentrat, getrocknete Bananen 1 %, Ananassaft aus Ananassaftkonzentrat, *Fruktosesirup*, Säuerungsmittel, Citronensäure, Reismehl, Apfelpüree 0,2 %, Emulgator, Sonnenblumen-Lecithine, Stabilisator Natriumcitrat, natürliches Aroma, Salz, Geliermittel Pektin.

Neben nur 24 Prozent *gerösteten* Getreideflocken ist der nächstgrößte Anteil Fabrikzucker. Wüsste Bircher-Benner davon, würde er sich im Grab umdrehen.

Getreidelagerung

Keimfähiges unbeschädigtes Getreide ist gut lagerfähig (Jahre!), wenn es kühl, trocken und luftig aufbewahrt wird.

Für den Normalvorrat im kleinen oder mittelgroßen Haushalt eignen sich zum Beispiel Papiertüten, Stoffbeutel aus Leinen, Baumwolle, Holzbehälter, Steinkrüge, Glasgefäße. Getreide muss atmen können und bewegt werden. Plastiktüten und Kunststoffbehälter sind ungeeignet.

Bei der täglichen Entnahme der Frischkornbrei-Portion

also tief in das Gefäß hineingreifen, damit zum Beispiel Kornkäfer von ihrem Lieblingsgericht abgehalten werden.

Mutterkorn (Secale cornutum)

Mutterkorn ist ein schmarotzender Pilz, der vorwiegend auf Roggen wächst, gelegentlich auch auf Weizen. Wenn das Getreide gut gereinigt ist, was man eigentlich erwarten darf, werden Sie kein Mutterkorn darin finden.

Mutterkorn ist leicht erkennbar. Es ist dunkel, fast schwarz, leicht sichelförmig gebogen, dicker als ein Getreidekorn, von stumpfem Aussehen und kann ein bis maximal fünf Zentimeter lang werden. Es ist leicht vom Getreide zu unterscheiden und sollte dann aussortiert werden.

Warnungen vor Mutterkorn sind berechtigt, wenn jemand sie regelmäßig verzehren will. Wenn einmal ein *kleines* Mutterkorn beim Mahlen des Getreides durchrutscht, werden Sie davon nicht krank. Mutterkorn kommt sehr selten vor. Es wird für medizinische Zwecke extra gezüchtet.

Welche Getreidemühle ist die richtige?

Das Getreide für den Frischkornbrei können Sie mit einer kleinen Hand-Getreidemühle mahlen, mit einer alten Kaffeemühle (wie sie zu Omas Zeiten jeder hatte) oder mit einem Mixer zerkleinern.

Sie können das Getreide aber auch keimen lassen. Dazu brauchen Sie – außer Wasser und einer Schüssel – gar nichts.

Wer die vitalstoffreiche Vollwertkost durchführen will – mit Backen und allem Drum und Dran –, kommt um die Anschaffung einer Getreidemühle nicht herum.

Eine Kaffeemühle aus Omas Zeiten tut es auch!

Es ist gleichgültig, ob Sie eine Mühle mit Stahl- oder Steinmahlwerk kaufen. Die Begründung, dass das Getreide bei den Steinmühlen nicht so stark erhitzt wird, ist nicht ausreichend. Die etwas stärkere Erwärmung tritt beim Stahlmahlwerk nur bei Feinsteinstellung auf. Wenn das Mehl dann für Gebäck oder andere Speisen erhitzt wird, spielt der geringe Wertverlust durch Wärme beim Mahlen ohnehin keine Rolle.

Richtig ist, dass das Gebäck lockerer wird, wenn das Mehl

sehr fein gemahlen werden kann. Und das schaffen Mühlen mit Mahlsteinen besser als diejenigen mit Stahlmahlwerk. Es gibt auch Mühlen, die das Getreide unter Druck in staubfeines Mehl verwandeln. Allerdings stehen sie nicht als Haushaltsmühlen zur Verfügung. Es ist auch die Frage angebracht, ob wir in der Vollwertküche denn alles wirklich superfein und auszugsmehlgleich produzieren müssen. Für den Bäcker spielt die Anschaffung einer Mühle mit Feinstmahlung und großer Leistung schon eher eine Rolle, denn er muss in der heutigen Zeit mehr denn je wettbewerbsfähig sein.

Achten Sie beim Kauf darauf, ob die Mühle die Leistung für die Mengen Getreide bringt, die Sie verarbeiten wollen. Staubfreies Mahlen ist ebenfalls wichtig. Das Preis-Leistungs-Verhältnis muss stimmen. Die teuren Mühlen sind nicht unbedingt die besten!

Siehe Abbildungen auf der nächsten Doppelseite ➔

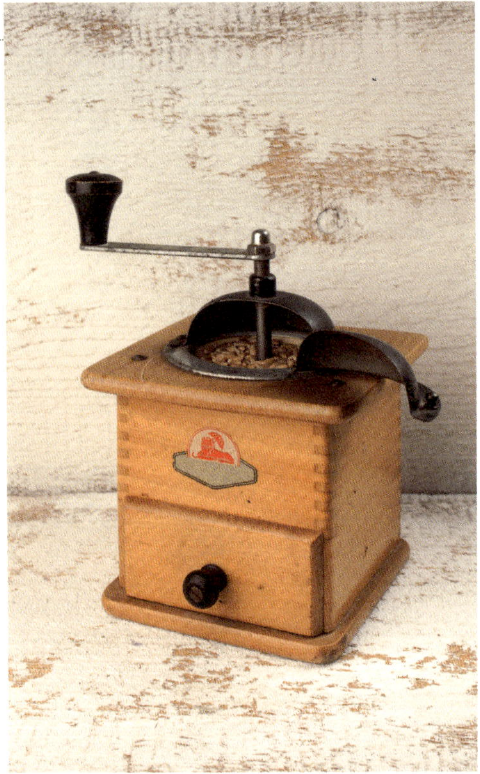

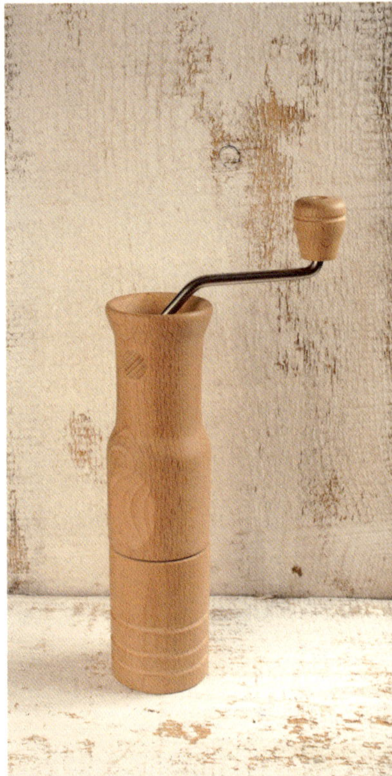

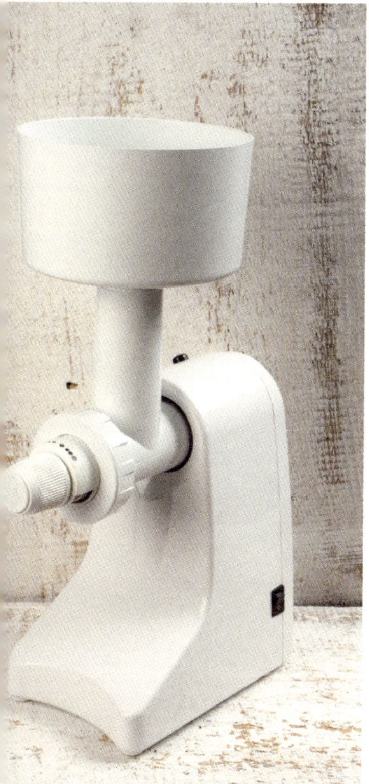

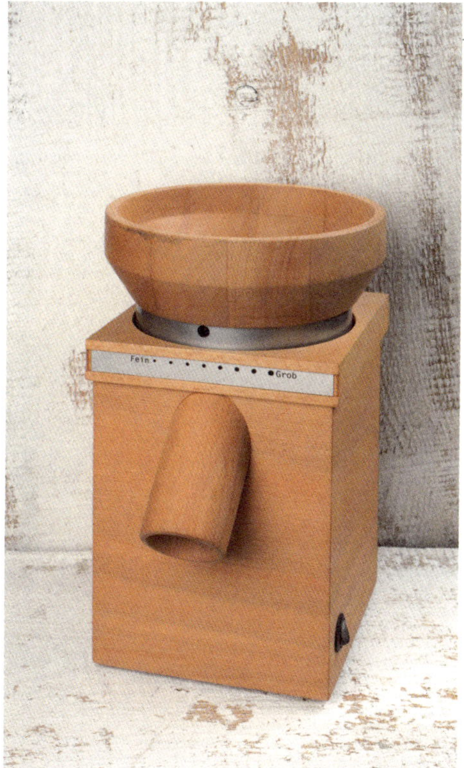

Es gibt weitere hochwertige Modelle, die wir aus Platzgründen nicht alle zeigen können.

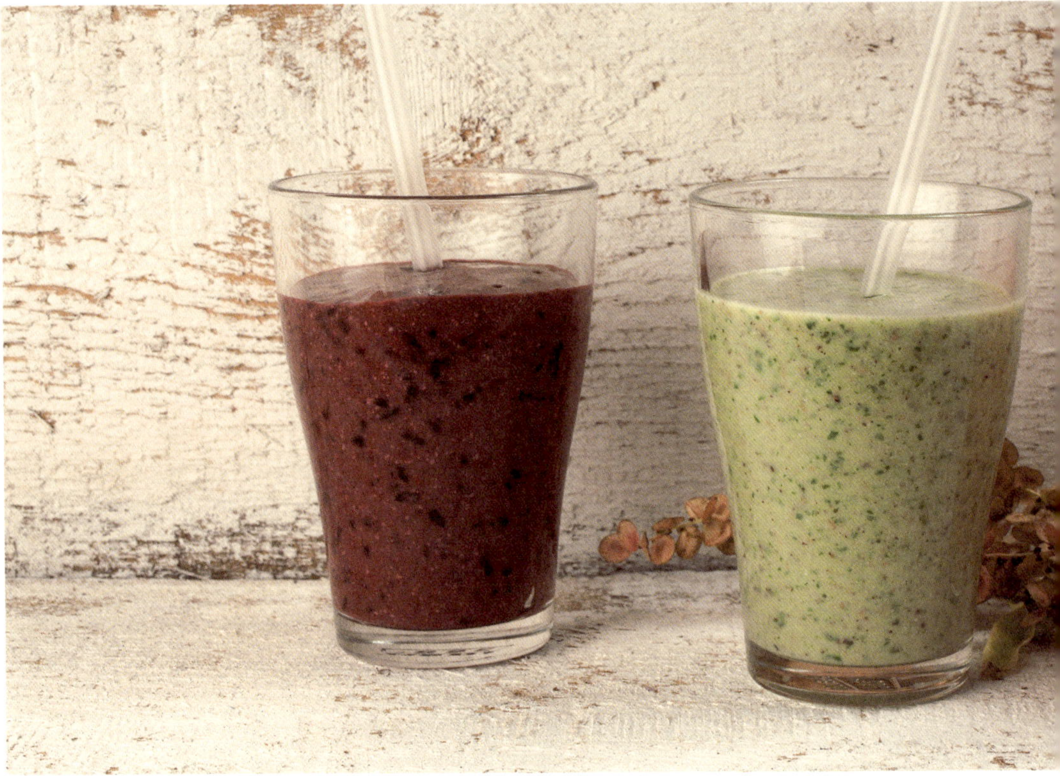

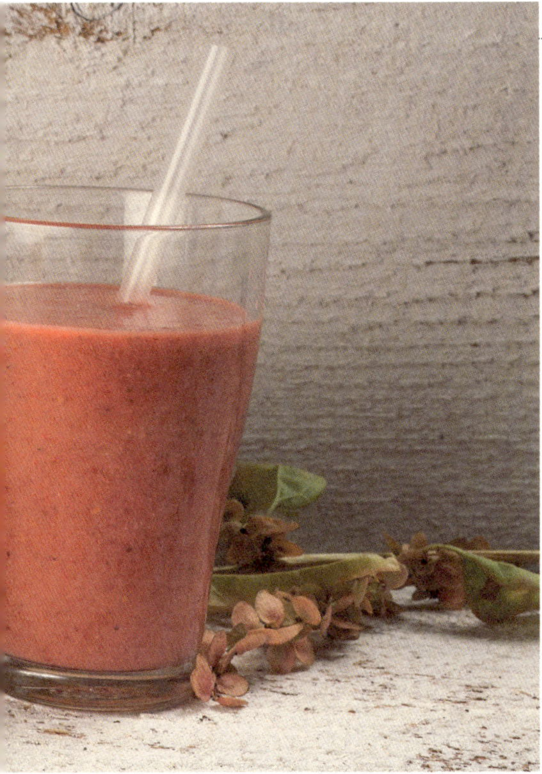

Hits für Kids

mit dickem Strohhalm zu trinken

von links nach rechts:

Brombeeren und dunkle Süßkirschen
plus Hirse und Buchweizen

Kiwi plus Dinkel und Hafer

Himbeeren und Erdbeeren plus Hafer

Pro Getränk ca. 2 EL gemahlenes
Getreide,
mit Wasser auffüllen,

1–2 EL Sahne, alles mit den Früchten
zusammen mixen.

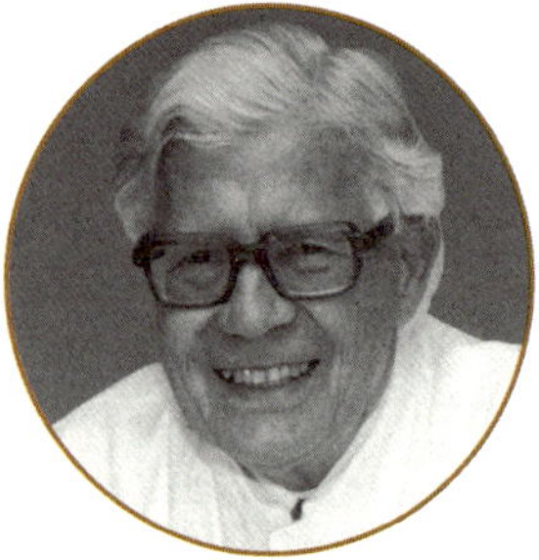

Fragen und Antworten zum Frischkornbrei

Dr. M. O. Bruker

Dr. M. O. Bruker erhielt zahlreiche schriftliche Anfragen zum Frischkornbrei. Hier sind die am häufigsten gestellten Fragen mit seinen Antworten wiedergegeben.

Abneigung

Woran mag es liegen, dass ich nach einer gewissen Zeit des regelmäßigen Frischkornbreiessens davor einen Ekel empfinde?
Das kann darauf beruhen, dass Sie den Frischkornbrei immer gleich zubereiten und womöglich immer zur selben Tageszeit essen. Wechseln Sie also mit der Zubereitungsart und mit der Zeit des Verzehrs.

Dieser Rat gilt auch für andere Speisen. Es würde sich sicher bald eine Abneigung einstellen, wenn Sie jeden Tag und immer zur selben Zeit gleich zubereiteten Spinat und Spiegelei essen würden. Wechseln Sie auch bitte mit dem Brotaufstrich täglich.

Ebenso selbstverständlich ist es natürlich, dass der Frischkornbrei so schmackhaft zubereitet ist, dass Sie sich darauf freuen.

Aufbewahrung

Über die Einweichzeiten der gemahlenen Körner für den Frischkornbrei habe ich schon oft von Ihnen gelesen, nicht aber über die passenden Gefäße hierfür. Sollte das Gefäß hierfür zugedeckt oder sogar möglichst verschlossen werden? Sollte es möglichst klein sein und vielleicht auch lichtundurchlässig?

Ich habe diese näheren Umstände nicht erwähnt, da sie ohne Belang sind.

Es ist völlig gleichgültig, in welchem Gefäß der Frischkornbrei aufbewahrt wird. Er braucht selbstverständlich auch nicht zugedeckt zu werden, kann aber. Wesentlich ist der *Verzehr* des Frischkorngerichts. Denjenigen, die Angst vor Schimmel haben, ist zu raten, den Frischkornbrei offen stehen zu lassen, da Schimmelentwicklung bei bewegter Luft erschwert ist. Es empfiehlt sich deshalb auch, das Gefäß nicht in einen geschlossenen Schrank zu stellen. Es soll aber extra vermerkt werden, dass es sich bei dem Schimmel, der auf dem Frischkornbrei nach zu langem Stehenlassen entstehen kann, um harmlose Schimmelarten handelt, die keine Aflatoxine enthalten.

Aufbewahrung

Wie lange kann der zubereitete Frischkornbrei aufbewahrt werden? Kann zum Beispiel ein Rest vom Morgen noch abends gegessen werden?
Selbstverständlich.

Bakterien

Die Zahl der besorgten Anfragen über die angebliche Schädlichkeit von eingeweichten Getreidekörnern hält unentwegt an, nachdem vor einigen Jahren (Anfang der 80er-Jahre, I. G.) entsprechende Pressenotizen erschienen waren und einen großen Leserkreis verunsicherten. Es erschien z. B. folgende Meldung:

»Einweichen erzeugt Gift in Nahrung.
Vollkornprodukte, die nach Herstellerangaben über Nacht eingeweicht werden sollten, sind wahrscheinlich gesundheitsgefährdend. In einer Untersuchung über mikrobiologische und hygienische Aspekte einiger Produkte kam ein Ernährungswissenschaftler zu dem alarmierenden Ergebnis, dass diese Produkte Lebensmittelvergiftungen im Magen-Darm-Trakt, möglicherweise sogar Leberkrebs hervorrufen können.«

Da solche unverantwortlichen Äußerungen böse Folgen haben können, ist es leider notwendig, dazu erneut ausführlich Stellung zu nehmen.

1. *Mehr als 50000 Patienten von mir weichen ihren Frischkornbrei ein.* Den damaligen benannten neunmonatigen Laboruntersuchungen stehen seit Jahrzehnten meine praktischen Erfahrungen am Kranken in Klinik und Sprechstunde gegenüber und solche vieler anderer Kollegen. Mehr als 50000 Patienten genießen über lange Zeit den einge-

weichten Frischkornbrei nach Prof. Kollath und haben damit – im Zusammenhang mit einer vitalstoffreichen Vollwertkost – Heilung von jahrelang ungeheilten Erkrankungen erfahren bzw. einen Stillstand vorher fortschreitender Erkrankungen erzielt. Eine Gesundheitsschädigung wurde in keinem einzigen Fall beobachtet. Dieselben Beobachtungen haben eine große Zahl von Ärzten gemacht, die praktische Erfahrungen in der Bekämpfung und Behandlung ernährungsbedingter Zivilisationskrankheiten haben.

2. *Es ist wissenschaftlich eindeutig erwiesen, dass Bakterien keinen Krebs erzeugen*, also können auch Staphylokokken – wie in ähnlichen Berichten behauptet wurde – keinen Krebs erzeugen. Wer durch diese Behauptung Angst erzeugen will, handelt im höchsten Maße unverantwortlich.
3. Staphylokokken gehören in die Gruppe der Eitererreger. Sie sind aber »ubiquitär«, d.h. sie kommen normalerweise überall vor. Wenn dies nicht so wäre, müsste es sich ja im Labor von dem damals zitierten Wissenschaftler um eine hygienisch zu beanstandende Arbeitsstätte handeln.

4. Staphylokokken erzeugen nur dann Eiter, wenn der Mensch durch Mangelernährung oder durch Lebensbelastungen in seiner Widerstandsfähigkeit geschwächt ist. Genießt er eingeweichte Körner, wird er zunehmend gegen Infekte gefeit.
5. *Unerhitzte Getreidegerichte sind nicht nur die beste Vorbeugung gegen Infekte*, sondern auch gegen alle ernährungsbedingten Zivilisationskrankheiten wie Parodontose, Gelenkerkrankungen, Wirbelsäulenschäden, Rheuma, Arthrosen, Gicht, Lebererkrankungen, Zuckerkrankheit, Fettsucht, Herzinfarkt, Thrombose u. a. m.
6. *Die Angstmacherei vor Bakterien passt in unsere »schizophrene« Zeit:* Harmlose Bakterien werden dem Bürger als Schreckgespenst an die Wand gemalt, aber die Vergiftung unserer Umwelt durch radioaktive Substanzen aus Atomkraftwerken, durch giftige Abgase aus Motoren und die Gesundheitsschädigung durch gifthaltige Nahrungsmittel werden bagatellisiert, und für gesundheitsschädigende Genussmittel wird Werbung gemacht.

7. *Nach Prof. Mommsen sind Bakterien Gesundheitserreger.* Die Zufuhr lebendiger Bakterien ist für viele Ärzte ein bedeutendes Heilmittel.
8. *Ohne Bakterien wäre ein Leben auf dieser Erde nicht möglich.* Sie stellen eine Art Gesundheitspolizei und einen bedeutenden Auslesefaktor dar, indem sie das nicht mehr Lebensfähige vernichten.

Bakterien sind Gesundheitserreger. Ohne Bakterien wäre ein Leben auf dieser Erde nicht möglich.

9. Prof. Pettenkofer schluckte vor einem Gremium von Wissenschaftlern eine Reinkultur von Choleraerregern und blieb gesund.
10. Im Speichel der Mundhöhle finden sich in jedem Kubikzentimeter Milliarden von Bakterien. Trotzdem küssen sich Menschen ohne Infektionsfolgen (da sie es nicht wissen).
11. Bei jeder Nahrungsaufnahme werden Milliarden von Bakterien geschluckt, nach einer halben Stunde ist der Mageninhalt jedoch steril, weil die Verdauungssäfte die Bakterien töten.
12. *Der Dünndarm ist immer keimfrei*, auch wenn Bakterien

in der Nahrung enthalten sind. Verdauungssäfte verdauen nicht nur die Nahrung, sondern auch die Bakterien.

13. Wenn nach Angaben des zitierten Wissenschaftlers im gesamten Frischkornbrei Milliarden Bakterien sind, so heißt das in der Fachsprache, dass im Kubikzentimeter wahrscheinlich nur Millionen sind, also unbedeutende Mengen. Nur der unwissende Laie bekommt vor den Milliarden Angst.
14. In jedem Wasser, das bei Zimmertemperatur zwölf Stunden steht, vermehren sich Bakterien, nicht nur im eingeweichten Körnerbrei. In viel stärkerem Maße findet dies z.B. bei der Milch statt. Eine Warnung vor dem Genuss von Milch wäre daher viel berechtigter. Grundsätzlich müsste aber vor jeder Nahrungsaufnahme gewarnt werden, da die Speisen Bakterien enthalten.
15. Es ist daher eine böse Täuschung der Bevölkerung, wenn der Eindruck erweckt wird, nur in eingeweichten Körnern seien Bakterien.
16. *Leberschädigungen entstehen durch Gifte, Medikamente.*

Es ist wissenschaftlich gesichert, dass Staphylokokken keine Leberschädigung erzeugen. Die Leber ist nur bei vitalstoffarmer Ernährung für Virusinfektionen anfällig, vor allem durch den Genuss von Fabrikzucker und Auszugsmehlen. Das beste Vorbeugungsmittel gegen Virusinfektionen der Leber sind eingeweichte Körner, da sie die Widerstandskraft des Organismus gegen Viren stärken.

17. Falls durch eingeweichte Körner Infektionen entstehen könnten, wäre gerade dann die Krebsgefahr besonders gering, da Menschen, die Infektionen durchmachen, besonders selten Krebs bekommen. Infektionen schließen Krebs sozusagen aus. Deshalb ist die Erzeugung von künstlichem Fieber eine wichtige Waffe gegen den Krebs.
18. Bei der Behauptung, eingeweichtes Getreide könnte tödliche Folgen haben, betreten wir das Gebiet, wo der Staatsanwalt zuständig ist.
19. *Immer wieder kommen auch Fragen über die Einweichzeiten.* Die Einweichzeiten sind zweitrangig. Es kommt

ihnen keine besondere Bedeutung zu. Um einen Anhaltspunkt zu geben, habe ich in meinen Büchern in Anlehnung an Professor Kollath etwa fünf bis zwölf Stunden Einweichzeit empfohlen. Dies berücksichtigt auch den häufig schlechten Gebisszustand vor allem älterer Menschen. Schließlich kann das Mahlgut auch sofort verzehrt werden, wenn es jemandem Spaß macht. Aber warum soll man daraus nicht ein wohlschmeckendes Gericht machen? Auch die enzymatischen Vorgänge und die Phytinfrage werden oft überbewertet und sind für die Bedeutung des Frischkorngerichts ohne Belang. Übrigens benutzen wir den Ausdruck Müsli nicht mehr, den wir früher zu Ehren Bircher-Benners übernommen hatten, nachdem die findige Nahrungsmittelindustrie Fertigmüslis auf den Markt bringt, die die Vorteile eines Frischkorngerichts gar nicht mehr bieten. Deshalb sprechen wir jetzt von Frischkornbrei bzw. Frischkorngerichten.

»Frischkornbrei« statt Müsli.

Brot

Mein Arzt sagte: »Wenn der Frischkornbrei nicht schmeckt, kommt man mit Brot auch so weit«. Gerade von den 50 g frischen Getreidekörnern bin ich überzeugt und versuche, keinen Tag auszulassen. Bitte geben Sie mir Ihre Stellungnahme.

Der Arzt, der diese Bemerkung über den Frischkornbrei gemacht hat, verstößt gegen einen einfachen Grundsatz: Man soll sich nicht über eine Sache äußern, von der man gar nichts versteht, da wir Ärzte an der Universität nicht ausreichend über Zusammenhänge zwischen Ernährung und den ernährungsbedingten Zivilisationskrankheiten unterrichtet werden.

Frischkorngerichte sind die notwendige Ergänzung zum Brot, das ja einem Erhitzungsprozess unterworfen wird. Man kann also mit Brot, auch mit Vollkornbrot, nicht dasselbe erreichen wie mit dem Frischkorngericht.

Brot und Frischkornbrei

Ich habe öfters die Meinung gehört, man solle nicht Frischkornbrei und gebackenes Brot zusammen essen, weil das ungünstig für die Verdauung wäre. Was sagen Sie dazu?

Selbstverständlich können Sie nach dem Frischkorngericht noch genügend Brot und andere Nahrungsmittel essen, wenn Sie noch Hunger haben. Wenn Unverträglichkeiten entstehen, so liegt eine Erkrankung der Verdauungsorgane vor, die behandlungsbedürftig ist. Auf keinen Fall aber sollte der Frischkornbrei oder andere Nahrungsmittel aus der Vollwertkost gemieden werden. Voraussetzung ist, dass die Nahrung keine Fabrikzuckerarten enthält. Auch gekochtes Obst und Säfte können Unverträglichkeiten hervorrufen.

Butter

Seit Mai 1983 esse ich Frischkornbrei mit zwei Esslöffeln behandelter Sahne (ultrahocherhitzt und homogenisiert), weil frische Sahne zu teuer würde, da sie sich sicher nur zwei Tage im Kühlschrank halten würde. Würden Sie mir raten, stattdessen lieber aufgeweichte Butter zu verwenden? (Ich bin Untergewichtler).

Die gesundheitlichen Nachteile durch Ultrahocherhitzung ergeben sich hauptsächlich aus der Denaturierung des Eiweißes und der Schädigung von Vitaminen. Was den Fettanteil, d.h. Sahne und Butter betrifft, so werden die fettlöslichen Vitamine durch die Erhitzung weniger beeinträchtigt. Es findet auch keine Veränderung der ungesättigten Fettsäuren statt. Was Ihr Untergewicht betrifft, so sind Sie im Irrtum, wenn Sie annehmen, dass Sie deshalb Sahne oder anderes Fett essen müssten. Die Untergewichtigkeit hat andere Ursachen. Da Magerkeit kein Problem der Fettzufuhr ist, können Sie durch Sahne oder Butter nicht dicker werden.

Fett macht nicht fett.

Fett, das Sie essen, wird in Ihrem Organismus nicht zu Fett. Das heißt, Fett macht nicht fett. Genauso wenig nützt es, wenn ein Dicker die Fettzufuhr einschränkt, da die Fettsucht nicht dadurch entsteht, dass der Mensch zu viel Fett isst. Wenn auch frische Sahne etwas teurer ist, so ist sie jedoch zu empfehlen, nach dem Motto: »Lasst die Nahrung so natürlich wie möglich«. Übrigens schüttelt sich ein guter Koch, wenn er hört, dass Sie den Frischkornbrei mit Butter anmachen.

Kalziummangel

Kann Kalziummangel durch Vollgetreide entstehen?

Nein. Das Gerücht taucht hin und wieder auf. Es entstand in der Nachkriegszeit. Mangelernährten Personen wurden an

Stelle der bisher gewohnten Auszugsmehlprodukte Vollkornprodukte verabreicht. In der Umstellungsphase erfolgte zunächst eine verstärkte Kalkausscheidung. Sie war bald behoben, als der Organismus mit den notwendigen Nähr- und Vitalstoffen versorgt war.

Darmschäden

In einer Veröffentlichung habe ich gelesen, dass bei Darmerkrankungen zu viel Ballaststoffe des rohen Getreides auch negativ wirken können. Angeblich wirken sie dann »wie Darmbesen« und können Darmbeschädigungen verursachen. Ist das überhaupt möglich? Mein Frischkornbrei besteht aus ca. 60–70 g rohen Getreides – früher nahm ich allerdings oft bis zu 100 g zu mir –, wobei fünf Teelöffel Sahne zugesetzt werden, drei Haselnüsse eingerieben und ein kleiner Apfel geraspelt untergerührt wird, garniert mit Obst der Jahreszeit, wie Weintrauben, Birnen, Apfelsinen, Pflaumen usw. Kann es auch sein, dass ich da zu viel des Guten zu mir nehme? In dem betreffenden Artikel wurde von einem weiteren Verzehr eines solchen Gerichtes abgeraten. Wenn ich mich recht entsinne, stammte diese

These sogar von einem bekannten Schweizer Naturheilkundigen.

Das Getreide enthält keine Ballaststoffe, sondern Vitalstoffe. Es sind bestimmte Kreise, die versuchen, allmählich den Begriff Vitalstoffe durch Ballaststoffe zu ersetzen. In diesem Rahmen wurde der internationale Begriff Faserstoffe (fibre) in den unrichtigen Begriff Ballaststoffe verwandelt. Die Vorstellung, vom Schöpfer geschaffene Lebensmittel könnten mechanisch Darmbeschädigungen hervorrufen, ist natürlich grotesk. Das Vollgetreide ist eines der vollendetsten Heilmittel für alle ernährungsbedingten Zivilisationskrankheiten, nicht nur der Verdauungsorgane, und zugleich bekanntlich ein Grundnahrungsmittel.

Rezept des Frischkornbreis auf S. 46 und 121

Das Rezept des Frischkornbreis finden Sie in allen meinen Büchern. Es kann abgewandelt werden, was aber nicht zu empfehlen ist, da es auf großer Erfahrung beruht. So erscheinen z. B. fünf Teelöffel Sahne etwas viel. Im Originalrezept ist ein Esslöffel angegeben. Drei Haselnüsse sind dagegen etwas wenig, aber diese Abwandlung ist nicht wesentlich. Es ist zu empfehlen, mit der Art der Nüsse zu wechseln, wie Sie dies ja auch beim Obst schon tun. Der Getreideanteil beträgt 50g, das sind etwa drei Esslöffel.

Kann es zu einem Darmverschluss kommen, wenn man die ganzen eingeweichten Körner isst?

Darmverschluss

Nein, das kann selbst dann nicht passieren, wenn Sie sie – was zwar unverständlich wäre – ungekaut schlucken. Ein Darmverschluss setzt eine Krankheit voraus, die den Darm verschließt, also z.B. eine Geschwulst oder eine Darmverschlingung.

Kann die Frischkost Durchfall erzeugen? Bei meinem Sohn (fünf Jahre alt) tritt dies auch besonders nach Frischkornbrei auf. Stuhl wurde schon im Labor untersucht – keine Erreger.

Durchfall

Bei der Umstellung von einer Kostform auf eine andere kann es immer zu Veränderungen des Stuhlgangs kommen. Oft bezeichnen Menschen dreimalige breiige Stuhlentleerungen als Durchfall, wenn sie vorher bei Zivilisationskost einen einmaligen geformten Stuhlgang täglich hatten. Dabei handelt es sich natürlich nicht um Durchfall, sondern um häufige Darmentleerungen, die bei vitalstoffreicher Vollwertkost aber normal sind. Krankhafter Durchfall tritt als Zeichen einer Dickdarmentzündung auf. Dass dies bei Ihrem Sohn nicht der Fall ist, ist ja durch die Stuhluntersuchung schon nachgewiesen. Frischkost erzeugt natürlich niemals Darmentzündungen, sondern stellt eine Heilkost bei dieser Krankheit dar.

Einweichflüssigkeit

In einer Zeitschrift wurde empfohlen, beim Frischkornbrei zur Vermeidung besonders starker Bakterienvermehrung zum Einweichen über Nacht ein Buttermilcherzeugnis wie Joghurt oder Kefir zu verwenden. Bestehen Ihrer Ansicht nach irgendwelche Bedenken dagegen, den gemahlenen Schrot z.B. in Kefir statt Wasser einzuweichen?

Der Zusatz von Sauermilcherzeugnissen ist nicht zu empfehlen, da bei Magen-Darmempfindlichen dadurch Unverträglichkeitserscheinungen auftreten können. Eine Verhinderung von Bakterienwachstum ist nicht ratsam, da ja die Bakterien als Gesundheitserreger notwendig sind. Es ist schlimm, dass durch die Angstmacherei vor Bakterien immer wieder falsche Ratschläge erteilt werden, und es ist schade, dass die Menschen bewährte Rezepte, die über Jahrzehnte erprobt wurden, immer wieder anzweifeln und nachteilig zu verändern versuchen.

Einweichzeit

Ich bin immer davon ausgegangen, dass der Frischkornbrei 6–8 Stunden eingeweicht werden soll. Nun sagte mir eine Kursteilnehmerin, Sie hätten in einem Vortrag von nur einer halben Stunde gesprochen. Da ich in keinem Ihrer Bücher etwas Derartiges gelesen habe, meine ich, dass es sich um einen Irrtum handelt.

Die empfehlenswerte Einweichzeit für den Frischkornbrei beträgt ungefähr 5–12 Stunden. Wenn jemand ein gutes Gebiss hat und somit gut kauen kann, kommt er auch mit geringer oder gar keiner Einweichzeit zurecht. Grundsätzlich aber ist die Einweichzeit unwichtig.

Das Einweichen des Getreides ist aus ernährungsphysiologischen Gründen nicht notwendig. Der Hauptgrund für die Empfehlung, das Getreide einzuweichen, liegt im Gebisszustand. Dieser ist bei weiten Kreisen der zivilisierten Bevölkerung in einem solchen Zustand, dass sie nicht imstande sind, uneingeweichtes, hartes Getreide zu kauen. Da die meisten Menschen gewohnt sind, nur gekochte, relativ weiche Speisen zu verzehren, bestände der Nachteil, dass die uneingeweichten Getreidekörner im Tempo der üblichen weichen Kost ungenügend gekaut geschluckt würden.

Einweichzeit

Ich habe Ihr Buch »Unsere Nahrung – unser Schicksal« mit wachsender Begeisterung gelesen, sogar mehrere Male. Es bleibt jedes Mal mehr haften. Schade ist nur, dass breite Bevölkerungsschichten nichts von dem wissen, was Sie geschrieben haben. Zu dem von Ihnen beschriebenen Frischkornbrei habe ich nun folgende Fragen:

1. **Sie schreiben, dass man das Getreide abends mahlen und mit Wasser 12 Stunden einweichen soll. Was spricht dagegen, dass ich mir das Korn morgens direkt vor dem Frühstück mahlen,**

mit Wasser oder Milch begießen und essen kann? Sinkt der Wert des Breies, wenn das Korn fein gemahlen wird, statt grob geschrotet?

2. **Trifft dieses Einweichen auch auf das im Handel erhältliche Bircher-Müsli zu? Dieses schmeckt nämlich sehr gut, wenn es kurz vor dem Verzehr mit Milch übergossen wird. Ist der Wert des fertig gekauften Müslis nicht so hoch wie das selbst hergestellte?**

Sie können die Körner auch uneingeweicht essen, verzichten dann jedoch auf die Einleitung der enzymatischen Verdauungsvorgänge. Es spricht aber nichts dagegen, dass Sie sich das Getreide morgens kurz vor dem Frühstück mahlen. Sie können das Getreide auch fein mahlen; dann haben Sie die etwas unangenehmere mehlartige Konsistenz. Das grobe Mahlen verpflichtet zu besserem Kauen; fein gemahlenes Getreide wird zu schnell geschluckt. Der Wert wird dadurch jedoch nicht beeinträchtigt. Im Handel befindliches Müsli ist nicht mehr frisch wie der Frischkornbrei, die Flocken sind erhitzt, deshalb ist er wertärmer; daher ist eine strenge Unterscheidung zwischen Müsli und Frischkorngericht notwendig. Fertigmüsli enthält Fabrikzucker und ist auch deshalb abzulehnen.

Getreide **Kann zum Frischkornbrei auch Getreide aus üblichem Anbau verwendet werden?**

Selbstverständlich kann auch Getreide aus gewöhnlichem Anbau verwendet werden, da es ja alle biologischen Wirkstoffe enthält. Trotzdem ist natürlich Getreide aus biologischem Anbau vorzuziehen, da die Schadstoffe, die beim üblichen Anbau eingesetzt werden, hier nicht vorhanden sind. Je stärker die Nachfrage nach naturbelassenen Lebensmitteln ist, umso mehr werden die Landwirte zur Umstellung ermutigt.

Hafer **Ist es möglich, geschroteten Hafer als einziges Getreide zu verwenden?**

Sie können geschroteten Hafer für den Frischkornbrei als einziges Getreide verwenden. Trotzdem ist auch beim Getreide Abwechslung zu empfehlen, da jede Getreideart ihre spezifische Zusammensetzung hat. Eine gute Küche sollte sowieso durch Abwechslung ausgezeichnet sein. Sie essen ja auch nicht als Gemüse jeden Tag Spinat, sondern wechseln auch mit den Gemüsesorten ab.

Warum soll man Hirse und Buchweizen nicht regelmäßig roh verzehren?

Hirse/Buchweizen

Hirse und Buchweizen können Sie regelmäßig roh verzehren. Dies gilt für alle Getreidearten. Wir raten aber zum Wechseln, so wie man nicht jeden Tag Spinat essen soll, aber es durchaus darf. Buchweizen ist kein Getreide, sondern ein Knöterichgewächs.

Ich habe gelesen, dass der Frischkornbrei nach Kollath – regelmäßig konsumiert – zum Kalziummangel führen kann und in der Folge zu Knochenbrüchen, weil Phytin im Getreide Kalzium bindet. Jetzt bin ich ganz verunsichert, denn ich esse ihn seit Jahren.

Kalziummangel

Sie zu verunsichern, ist ja auch die Absicht, die hinter derartigen Meldungen steckt. Aus den pauschalen Angaben »Unter-

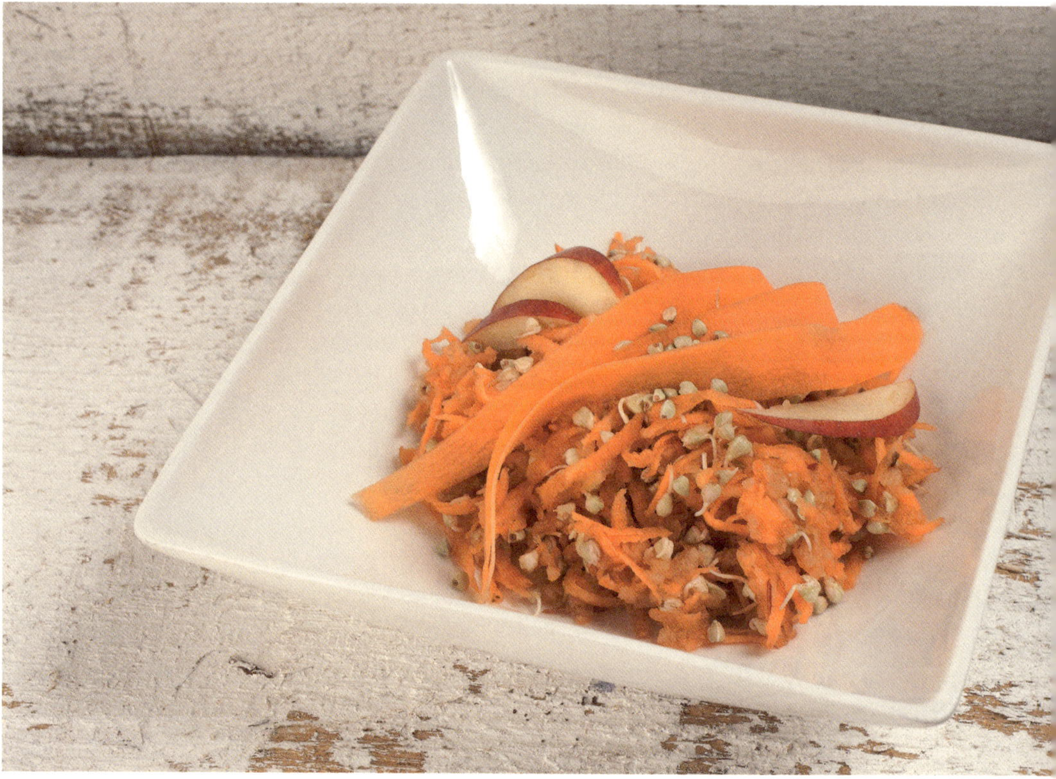

Ein pikantes Frischkorngericht

mit Möhren, Apfel und gekeimten Buchweizen,
angemacht mit Zitronensaft und Walnussöl.

suchungen haben ergeben« ersehen Sie ja schon, dass die Meldung unseriös ist. Wer hat was, wann und warum untersucht? Bestimmten Industriezweigen passt es natürlich nicht, dass jeder Mann/jede Frau sich zu Hause aus naturbelassenen Lebensmitteln, wie es das Getreide nun mal ist, ein gesundes Gericht zubereiten kann. Um dies zu verhindern, werden neuerdings wieder alle Hebel in Bewegung gesetzt, um den Verzehr des rohen Getreides abzuwerten.

Neuerdings werden wieder alle Hebel in Bewegung gesetzt, um den Verzehr des rohen Geteides abzuwerten.

Das Phytinproblem wird seit Jahren immer wieder aufgewärmt. Die Beobachtung im Labor, im Reagenzglas, ist jedoch nicht mit langjähriger Beobachtung und Erfahrung am Patienten gleichzusetzen. Den Anschein erwecken die Verfasser derartiger Panikmeldungen jedoch. Der menschliche Körper ist Gott sei Dank von der Schöpfung so konstruiert, dass unzählige andere Stoffwechselprozesse gleichzeitig ablaufen können. Am Ausscheiden von Mineralien, die durch das Phytin gebunden werden, lässt sich kein »Phytinmangel« ablesen, sondern daran erkennt man nur, dass der Organismus die nicht benötigten Mineralien ausscheidet. Die Verwertung der

Mineralien hängt ab von den vorhandenen biologischen Wirkstoffen.

Essen Sie ihr Frischkorngericht unbesorgt weiter. Dann ist die Kalzium- und Vitalstoffversorgung gesichert. Das, was Ihnen auf diese Weise als Wissenschaft angeboten wird, ist Irrtum auf den neuesten Stand gebracht.

Kann man den Frischkornbrei auch mit Kefir zubereiten? Kefir

Den Frischkornbrei können Sie auch mit Kefir anmachen. Den Zubereitungsarten des Frischkornbreis sind keine Grenzen gesetzt, genauso wenig wie den Auflagen auf das Brot. Einen guten Koch kann man auch an dem Abwechslungsreichtum in der Zubereitung der Speisen erkennen.

Leber-, Galle-, Magen- und Darmempfindliche sollten jedoch beachten, dass bei der Zubereitung mit Sauermilch Obst und andere Zutaten weggelassen werden müssen, um Unverträglichkeiten zu vermeiden. Das bewährte Standardrezept mit süßer Sahne und Obst ist das für jeden bekömmliche.

Kräfteentzug

In einem Brotbackkurs, der von einer anthroposophisch orientierten Kursleiterin durchgeführt wurde, überraschte und beunruhigte mich folgende Bemerkung der Dozentin: »Frischkornbrei darf nur kurweise gegessen werden, er darf nicht regelmäßig über Jahre gegessen werden. Beim Verdauen dieses rohen Breies werden dem Körper ungeheure Kräfte entzogen: Diese Kräfte werden dem Wärmehaushalt entnommen. Es sind schon Leute zusammengebrochen wegen dem Müsli-Essen, die zwar kerngesund und kraftstrotzend aussahen, die aber jahrelang Frischkornbrei täglich gegessen haben.«

Gegen bösartige Aussagen ist schwer etwas zu unternehmen

Es ist bekannt, dass von einigen Vertretern der anthroposophischen Richtung behauptet wird, dass der Frischkornbrei nachteilige Wirkung hätte. Diese Aussagen entbehren aber jeder Grundlage. Besonders unverantwortlich ist natürlich die Behauptung, dass kerngesunde Menschen, die den Frischkornbrei über lange Zeit gegessen haben, zusammengebrochen seien. Gegen solche bösartigen Aussagen ist natürlich schwer etwas zu unternehmen.

Auch die Vorstellung ist abwegig, dass der Verdauungsprozess ungeheure Kräfte verbrauche, die dem Wärmehaushalt entzogen würden. Die Fakten liegen genau umgekehrt,. Bei der Verdauung, die vorwiegend einen langsamen Oxidationsprozess darstellt, wird Wärme erzeugt. Oxidation ist ein Verbrennungsprozess, bei dem Wärme entsteht und der nicht Wärme verbraucht. Das Argument, dass bei der Tätigkeit von Organen Energie verbraucht werde, müsste logischerweise zu dem Schluss führen, dass man so leben sollte, dass die Organe möglichst nicht zu arbeiten brauchen, um keine Energie zu verschwenden. Man sollte dann nicht mehr atmen, um die Lunge zu schonen. Das Herz sollte nicht beansprucht werden, und der Leber sollten die Stoffwechselvorgänge abgenommen werden. Es ist wichtig, dass solche Gedankengänge als absurd erkannt werden.

Man fragt sich natürlich, wie solche Aussagen, dass beim Verdauen ungeheure Kräfte verbraucht werden, zustande kommen. Sie beruhen auf einer Missdeutung der Steinerschen Lehren, dass die Speisen erst durch Erhitzung durch den Menschen menschengerecht würden. Die Veränderung organischer Substanzen durch Wärme (in Wärme verlaufen viele chemische Prozesse rascher) hat zu vielen Missverständnissen geführt. Seitdem aber Vitamine entdeckt wurden und einwandfrei feststeht, dass lebendige Wirkstoffe durch Erhitzung an Aktivität verlieren, ist die Hypothese, dass der Mensch nur erhitzte Nahrung zu sich nehmen soll, nicht mehr haltbar.

Der Mensch ist das einzige Lebewesen, das seine Nahrung erhitzt (zerstört), ehe es sie verzehrt.

So ist der Mensch das einzige Lebewesen, das seine Nahrung erhitzt (zerstört), ehe es sie verzehrt. Dafür ist der Mensch auch mit unzähligen degenerativen Krankheiten gesegnet, die im Tierreich nicht vorkommen, aber bei den Tieren erzeugt werden können, wenn man sie zwingt, die Nahrung erhitzt zu fressen. Man kann natürlich sagen, dass für dieses Opfer an Krankheiten der Mensch eine höhere geistige Entwicklung eingetauscht hätte. So einfach liegen die Verhältnisse aber sicher nicht, dass der Unterschied im geistigen Bereich zwischen Tier und Mensch darauf beruht, dass die Menschen die Speisen erhitzen. So primitiv hat es Rudolf Steiner auch nicht gesehen, und man tut ihm unrecht, wenn man Äußerungen von ihm so missbraucht. Von einem Fortschritt im geistigen Bereich ist in den zivilisierten Staaten wenig zu spüren, die ihre geistigen Kräfte vorrangig dafür einsetzen, mehr Massenvernichtungsmittel zu erzeugen, die Umwelt zu zerstören und eine entsprechende Politik betreiben.

Entgegen haltlosen Spekulationen ist wissenschaftlich einwandfrei zu belegen, dass das täglich verzehrte Frischkorngericht der beste Garant ist, sich vor degenerativen Zivilisationsschäden zu schützen. Die Zahl der Menschen ist unübersehbar groß, die dadurch von langjährigen Leiden befreit wurden. Sollte man sie einer theoretischen Spekulation zuliebe ungeheilt lassen?

Muss man geschrotetes und eingeweichtes Getreide für den Frischkornbrei in den Kühlschrank stellen?

Kühlschrank

Gegenfrage: Warum wollen Sie das Getreide in den Kühlschrank stellen? Wahrscheinlich deshalb, weil Sie in Angst machenden Artikeln gelesen haben, dass sich beim Einweichen und längerem Stehenlassen Bakterien bilden können.

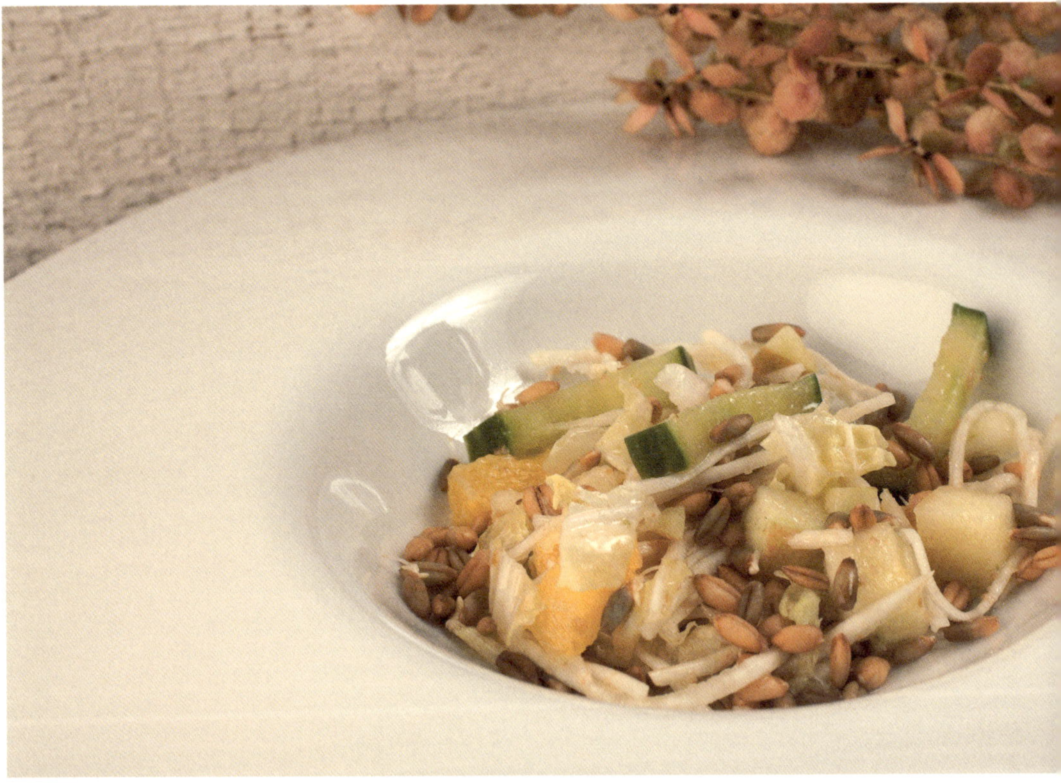

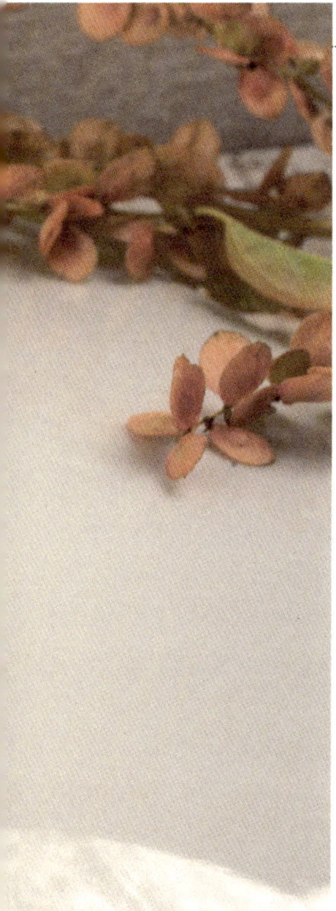

Wer das Getreide pikant liebt …

hier mit Chinakohl, Sellerie, Gurke, Apfel, Orange …
dazu Zitronensaft, Pfeffer, Olivenöl, eine Prise Vollmeersalz.
Gekeimtes Getreide unterheben.

Der Rat, das Getreide mit Leitungswasser einzuweichen, wird gerade deshalb gegeben, damit sich Bakterien vermehren können (es handelt sich natürlich nicht um krankmachende Bakterien, sondern um Gesundheitserreger). Wird der Brei in den Kühlschrank gestellt, so tritt diese erwünschte Wirkung nicht ein. Außerdem kommt es dann auch nicht zu enzymatischen Umsetzungen, die in der Kälte nicht eintreten.

Leinsamen

Seit einem halben Jahr essen unsere Kinder recht häufig Leinsamenmüsli. Die Körner weiche ich über Nacht ein. Nun habe ich von zwei Seiten gehört, dass sich durch das lange Einweichen Giftstoffe entwickeln und der Leinsamen nur 10 Minuten vor dem Verzehr eingeweicht werden soll. In der Literatur finde ich nichts darüber, das diese Behauptung bestätigt oder widerlegt. Könnten Sie so nett sein und mir Auskunft geben?

Beim Einweichen von Leinsamen entstehen keinerlei schädliche oder gar giftige Stoffe. Leinsamen enthält zwar Spuren von Blausäure, aber in einer Dosierung, dass sie gesundheitsfördernd wirken, nämlich nach dem homöopathischen Prinzip. Wenn große Dosen giftig wirken, so wirken kleine Dosen heilend. Sie können also Leinsamen sorglos verwenden. In der Naturheilkunde geschieht dies schon seit langem.

Unabhängig davon ist aber nicht zu empfehlen, den Frischkornbrei mit Leinsamen anzurichten. Es ist besser, wenn Sie sich an die Originalfassung halten, die über Jahrzehnte ärztlich geprüft und bewährt ist. Wenn jemand aus irgendeinem Grund Leinsamen zu sich nehmen möchte, kann er dies ja tun, aber nicht in Verbindung mit dem Frischkorngericht. Dieser soll seine Bedeutung als gesunderhaltendes Lebensmittel behalten und nicht durch Zusätze irgendwelcher Art seinem ursprünglichen Zweck entfremdet werden.

Leitungswasser

Sie empfehlen zur Herstellung des Frischkornbreis ungekochtes Leitungswasser. Kann ich dazu auch das gechlorte schlechte Stuttgarter Wasser verwenden? Oder wissen Sie eine Alternative?

Leider ist in den meisten Orten heute das Wasser gechlort, so dass es schwer ist, sich diesem zu entziehen. Je schlechter aber das Wasser ist, desto weniger darf es gekocht werden. Dadurch wird es nicht besser. Im Gegenteil, die Gesundheitserreger (Bakterien) werden abgetötet und die enthaltenen Mineralsalze in unlösliche Formen übergeführt (Kesselstein). Deshalb sollten Sie – wie angegeben – das Leitungswasser benutzen. Eigentlich wäre es notwendig, dass die Bevölkerung sich durch Massenprotest gegen die Chlorierung wehrt.

Leitungswasser

Wenn ich mir täglich meinen Frischkornbrei zubereite, beschäftigen mich zu diesem Thema immer wieder folgende Fragen: Überall liest man, dass zum Einweichen der gemahlenen Körner am Abend einfaches Leitungswasser genommen werden soll. Warum? Ich mag kein Leitungswasser. Warum kann man nicht Mineralwasser aus der Flasche nehmen?

Selbstverständlich können Sie auch Mineralwasser nehmen, aber warum sollen wir versteckte Werbung für die Mineralwasserindustrie machen? Die Menschen sollen auch in diesem Bereich lernen, alles so einfach wie möglich und ohne finanziellen Aufwand zu machen. Warum soll es also das einfache Leitungswasser nicht tun? Wem dies aber zu profan ist, der kann natürlich Mineralwasser nehmen. Es ist aber nicht notwendig und hat keinen gesundheitlichen Vorteil, da es ja nur auf das Einweichen ankommt.

Empfehlungen, die für jedermann gültig, brauchbar und durchführbar sein sollen, dürfen also nicht auf die zahlreichen persönlichen Geschmacksrichtungen und Gewohnheiten Rücksicht nehmen. Sie müssen für Arm und Reich, Jung und Alt und die verschiedenartigen Lebenssituationen anwendbar sein. Deshalb Leitungswasser, das überall zur Verfügung steht, auch wenn von biologischer Seite Einwände dazu möglich sind.

Übrigens ist es unwahrscheinlich, dass Ihnen das Leitungswasser nicht »schmeckt«, sondern vermutlich beruht Ihre Abneigung auf Vorurteilen, die durch das, was Sie über Leitungswasser gelesen haben, entstanden sind. Andere Menschen haben wiederum andere Empfindungen.

Magen-Darm-Störungen Rheuma

Sie vertreten in Ihrem Schrifttum die Ansicht, dass der Genuss von Vollkorn und Vollkornbrot eine unerlässliche Voraussetzung zur Erhaltung bzw. Wiederherstellung der Gesundheit ist. Nun lese ich in einem Buch, dass gekochte oder gebackene Getreidespeisen Ursache vieler Magen- bzw. Darmstörungen sind, ja dass sie sogar Ursachen rheumatischer Erkrankungen sein können (»erhitztes Eiweiß, Schlacken«). Selbst rohes Getreide soll mit Vorsicht genossen werden (Gefahr ungenügender Einspeichelung und Gärung). Ich selbst stimme diesen Thesen zu, bin aber nicht ganz sicher. Könnten Sie sich aus eigener Praxis und Erfahrung vielleicht einmal zu diesem Widerspruch äußern? Gibt es wissenschaftliche Belege für die eine oder andere Seite?

Wenn Menschen nach dem Verzehr von Getreidespeisen Magen- bzw. Darmstörungen bekommen, so ist dies ein Zeichen, dass sie krank sind. Bei diesen ist besonders wichtig, dass sie alle Fabrikzuckerarten, gekochtes Obst, Trockenfrüchte – in manchen Fällen auch Honig – und Säfte meiden, da sie bei gleichzeitigem Genuss von Frischkost und Vollkorngerichten Unverträglichkeitserscheinungen hervorrufen. Die Beschwerden sind ein Symptom für eine Erkrankung, aber niemals ein Hinweis darauf, dass die Getreidespeisen Beschwerden hervorrufen. Wenn ein Mensch beim Treppensteigen Knieschmerzen bekommt, so kann man nicht daraus den Schluss ziehen, dass das Treppensteigen falsch ist, sondern die Beschwerden sind ein Hinweis, dass das Knie krank ist. Man muss also die Kniekrankheit behandeln und nicht das Treppensteigen verbieten. So muss man bei einem Menschen, der Magen- bzw. Darmbeschwerden bekommt, feststellen, was für eine Störung vorliegt.

Rheuma entsteht nicht durch den Verzehr von Getreide, sondern ist Folge einer Fehlernährung.

Rheumatische Erkrankungen entstehen nicht durch den Verzehr von Getreide, sondern sind die Folge einer sehr langen Fehlernährung mit Auszugsmehlen, Fabrikzucker, tierischem Eiweiß usw.

Erhitztes Eiweiß ist zwar denaturiert, aber keine Schlacke. Wenn ein Mensch rohes Getreide nicht genügend einspeichelt und dadurch Beschwerden bekäme, dürfte man nicht das rohe Getreide verbieten, sondern den Menschen bitten, dass er besser kaut. Rohes Getreide erzeugt weniger Gärung als Auszugsmehlprodukte, die aus reiner Stärke bestehen.

Wenn Sie sich mit diesen Fragen näher auseinandersetzen wollen, empfehle ich Ihnen das wunderbare Buch von Prof. Kollath: »Getreide und Mensch – eine Lebensgemeinschaft«, (nur noch antiquarisch erhältlich), ferner von meinen Büchern: »Unsere Nahrung – unser Schicksal« und »Rheuma – Ursache und Heilbehandlung« (emu-Verlag). Dort finden Sie die wissenschaftlichen Belege, die Sie suchen.

Magenschleimhautentzündung

Ein Arzt sagte bei einem Vortrag, das Frischkornmüsli sei schädlich. Es führe zu schlimmen Magenschleimhautentzündungen. Außerdem sei es wirkungslos für die Gesundheit, denn der Körper könne es nicht aufspalten.

Ein Frischkorngericht ist das beste Heilmittel bei chronischen Magenschleimhauterkrankungen.

Wenn der Arzt das Gegenteil behauptet, so ist es nur dadurch zu erklären, dass er keinerlei praktische Erfahrung mit dem Frischkorngericht hat. In der Ausbildung an der Universität wird nämlich darüber nichts gelehrt. Es verstößt gegen die einfachsten Regeln in der Wissenschaft, Urteile über etwas zu fällen, von dem man nichts versteht. Es liegen über die Heilwirkung des Frischkornbreis jahrzehntelange ärztliche Erfahrungen an Tausenden von Patienten vor.

Mehlfein gemahlen

Wir essen schon viele Jahre Sechs-Korn-Mischung, etwas gröber geschrotet, in Wasser eingeweicht. Nun sagte mir meine Tochter, dass ihr sechsjähriger Sohn diesen Schrot mehlfein gemahlen, roh, also uneingeweicht, isst, mit etwas Flüssigkeit dazu. Darf der Junge dieses Vollkornmehl uneingeweicht essen?
Der Junge kann das Getreide, mehlfein gemahlen, auch uneingeweicht essen, wenn er es so gerne mag.

Milch

Da ich noch in der glücklichen Lage bin, von einem Landwirt täglich frische Kuhmilch zu bekommen, weiche ich das frisch geschrotete Getreide über Nacht damit ein. Durch einschlägige Literatur bin ich nun unsicher geworden, ob das Einweichen mit Vollmilch richtig ist.
Der Frischkornbrei soll möglichst überhaupt keine Milch enthalten. Das Weglassen der Milch ermöglicht es auch Kranken,

die eine tierisch-eiweißfreie Kost nötig haben, den Frischkornbrei zu verwenden. Statt Milch enthält er Sahne, d.h. Fett, und nicht Eiweiß. Damit ergibt sich von selbst, dass das Einweichen am besten mit ungekochtem Wasser geschieht. Wasser ist ein geeigneteres Lösungsmittel als Milch.

Der Eiweißgehalt der Sahne ist so gering, dass er vernachlässigt werden kann.

Müsli

Was ist der Unterschied zwischen Müsli und Frischkornbrei?

Nachdem die Nahrungsmittelindustrie Fertigmüsli auf den Markt gebracht hat, erwies es sich als notwendig, statt der früheren Bezeichnung Müsli zur deutlichen Abgrenzung den Ausdruck Frischkornbrei bzw. Frischkorngericht zu verwenden. Das Wesentliche beim Frischkornbrei ist ja gerade der Umstand, dass alle Bestandteile *frisch* sein müssen. Diese Forderung ist beim industriell gefertigten Müsli nicht mehr erfüllt. Viele Fertigmüslis enthalten sogar Fabrikzucker, Schokolade und andere Zusätze. Die Erfolge des Frischkornbreis bei der Behandlung ernährungsbedingter Zivilisationskrankheiten können mit Fertigmüslis und anderen Fabrikpräparaten, z.B. Cornflakes, nicht erzielt werden.

Naturvölker

Sie weisen immer wieder darauf hin, dass Naturvölker bzw. unsere Vorfahren aufgrund ihrer Ernährungsweise vollkommen gesund waren. Meines Wissens hat jedoch kein Volk bisher rohes Getreide zu sich genommen, während Sie den Frischkornbrei als »Herzstück der Vollwertkost« bezeichnen. Warum braucht man also heute zur Gesunderhaltung, was früher anscheinend nicht nötig war?

Ich habe nie behauptet, dass die früheren Völker vollkommen gesund waren, sondern dass sie keine ernährungsbedingten Zivilisationskrankheiten gehabt hätten. Dies ist ein gewaltiger Unterschied.

Es ist ein Irrtum, wenn Sie annehmen, dass die Menschen früher kein rohes Getreide gegessen haben. Sie können dies nachlesen in dem Buch »Getreide und Mensch – eine Lebensgemeinschaft« von Prof. Kollath (s. Seite 36). Der Anteil der fabrikatorisch hergestellten Nahrungsmittel ist heute so groß, dass man nach einem Ausgleich suchen muss. Dazu dient das Frischkorngericht als Art Patentlösung in besonderem Maße. Früher war ein solcher Ausgleich nicht so notwendig, da die Nahrung noch vollwertig und nicht industriell bearbeitet war.

Nüsse **Seit Jahren weiche ich abends mit dem Getreide gemahlene Haselnüsse ein, und zwar schmeckt das ganz besonders gut, weil sich der Nussgeschmack der gequollenen Nüsse dem Frischkornbrei wohltuend mitteilt. Darf ich das auch weiterhin machen? Wie ich hörte, soll das nicht zuträglich sein.**

Selbstverständlich ist gegen Ihre Zubereitungsart nicht das Geringste einzuwenden. Lassen Sie sich durch »kluge Leute« mit ihren Einwänden nicht verunsichern. Bedenken Sie, dass überall die Angstmacher vom Dienst am Werke sind. Hauptsache, der Frischkornbrei schmeckt Ihnen. Der Fantasie in den Zubereitungsarten soll keine Grenze gesetzt sein.

Trotzdem wäre ich betrübt, wenn ich längere Zeit ihr Gast wäre und Sie mir jeden Tag dieselbe Zubereitung vorsetzen würden, nur weil Sie sie gerne essen.

Darf man dem Frischkornbrei auch eingemachtes, ungezuckertes Obst hinzugeben?

Obst, eingemacht

Wie die Bezeichnung Frischkornbrei bereits sagt, sollte es ein Gericht sein, das Frisches enthält, also kein eingemachtes, ungezuckertes Obst. Die Kombination von gekochtem Obst mit rohem Getreide erzeugt bei Magen-, Darm-, Galle-, Bauchspeicheldrüsenempfindlichen Unverträglichkeitserscheinungen. Dies sind die Hauptgründe, weshalb der Frischkornbrei nichts Gekochtes enthalten soll. Die näheren Zusammenhänge finden Sie in dem Buch »Leber-, Galle-, Magen-, Darm- und Bauchspeicheldrüsenerkrankungen«, emu-Verlag.

Eigentlich müsste man eine Gegenfrage stellen: Warum wollen Sie unbedingt eingemachtes und nicht frisches Obst nehmen? Ihre Antwort darauf würde eine noch exaktere Beantwortung ermöglichen.

Man soll den Brei mit Sahne anrühren. Niemals wird erwähnt, dass man auch kaltgeschlagenes Öl drangeben kann. Warum nicht? Passt Öl nicht zum Frischkornbrei?

Öl

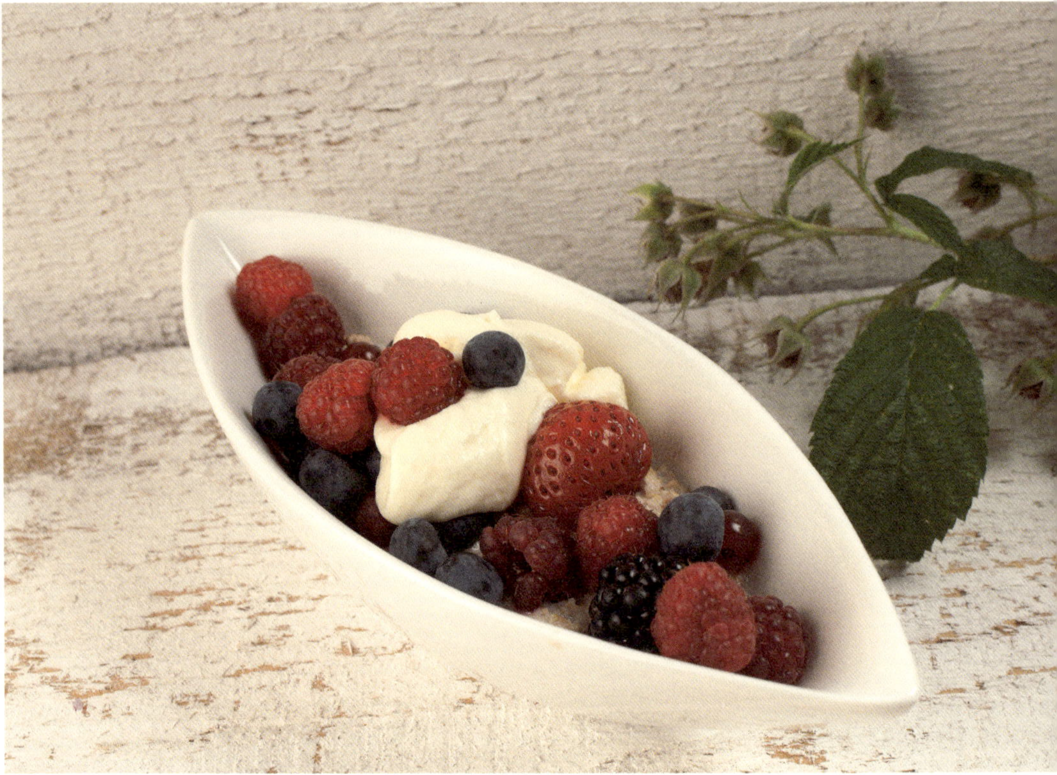

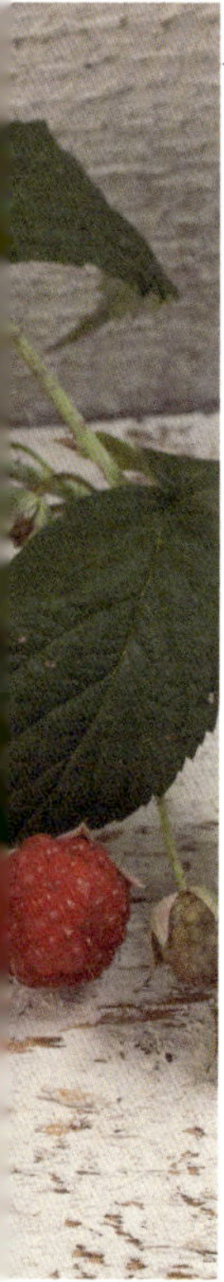

»beerenstark …«

Das Grundrezept von S. 46 und 121 mit Erdbeeren, Himbeeren, Blaubeeren, Brombeeren, Johannisbeeren. Dazu ein dicker Klecks geschlagene Sahne. Nach Belieben mit einer Spur Naturvanille gewürzt.

Selbstverständlich können Sie auch Öl statt Sahne nehmen. Sie können beides natürlich auch weglassen. Über Geschmack lässt sich bekanntlich nicht streiten. In der ärztlichen Beratung erfahre ich jedenfalls täglich, wie unbeholfen viele Menschen sind, wenn sie eine Mahlzeit zubereiten sollen, die sie noch nie gemacht haben. Also ist es doch sinnvoll, ihnen eine Richtlinie zu geben. Aber wie bei jedem Rezept steht es jedem frei, unzählige Variationen zu wählen. Trotzdem sind viele dankbar, wenn man ihnen einen Tipp gibt, der dem Durchschnittsgeschmack entspricht. Jedenfalls ist die Zahl der Menschen, die den Geschmack des Frischkorngerichts mit Sahne aufbessern, erheblich größer als die Zahl derjenigen, die Öl wünschen. Jeder erfahrene Koch wird Ihnen bestätigen, dass Sahne besser zu Obst passt als Öl.

Phytase/Phytin

Was ist die Phytase? Wirkt sie nur beim Einweichen des Getreides oder sind dafür Kochen und Quellen erforderlich, wie es manche Kreise empfehlen? Bei welchen Getreidesorten gibt es die Phytase?

Die Phytase ist, wie die Endung »-ase« zeigt, ein Enzym, mit dem das Phytin abgebaut werden kann. Da durch Veröffentlichungen von verschiedenen Seiten über Phytin viel Unsicherheit entstanden ist, möchte ich kurz das Grundsätzliche darstellen:

Phytin ist eine ringförmige Phosphorverbindung und kommt in fast allen Getreidearten vor. Da man es nur in den Randschichten und im Keim findet und nicht im Stärkekern, enthalten Auszugsmehle kein Phytin mehr. Über seine spezifische Wirkungsweise ist noch relativ wenig bekannt. Es kann u.a. auch etwas Mineralien an sich binden, was zu der irrtümlichen Vorstellung geführt hat, dass man Phytin zerstören müsse, um die Mineralien freizusetzen. Aber natürlich kommen im Getreide die Mineralien auch frei, also nicht an Phytin gebunden, vor, so dass der an Phytin gebundene Anteil unwesentlich ist.

Die Natur liefert für alle Stoffe auch die für den Abbau notwendigen Enzyme mit, für die Cellulose die Cellulase, für die Hemicellulose die Hemicellulase, für die Maltose die Maltase, für Saccharose die Saccharase. So auch für das Phytin die

Phytase. Durch Erhitzung werden die Enzymaktivitäten herabgesetzt, so dass sie unwirksam werden. Wenn die Getreidekörner eingeweicht werden, bleibt die Phytase erhalten und das Phytin kann abgebaut werden. Die Warnung vor dem Einweichen wird, wie gesagt, damit begründet, dass das Phytin Mineralien an sich binde und es deshalb durch die Phytase zerstört werden müsse, um die Mineralien freizusetzen. Da aber der größte Teil der Mineralien nicht an Phytin gebunden ist, ist diese Empfehlung bedeutungslos bzw. falsch. Im Übrigen stammen diese Vorstellungen aus dem Labor und können nicht mit den Stoffwechselvorgängen im lebendigen Organismus gleichgesetzt werden.

Da der Frischkornbrei eine zentrale Stelle für die Behandlung und Heilung ernährungsbedingter Zivilisationskrankheiten einnimmt, lassen Sie sich bitte durch die zahlreichen Versuche von verschiedenen Seiten, den Frischkornbrei in Misskredit zu bringen, nicht verunsichern. Die Erfahrung und Beobachtung am kranken und gesunden Menschen steht über den Theorien.

Rezept
(S. 46 und 121)

Wie lautet denn das Grundrezept für den Frischkornbrei

Das Rezept des Frischkornbreis nach Empfehlung von Dr. Bruker und die Zubereitung nach Dr. Evers finden Sie auf den folgenden Seiten.

Rohmilch

Ich habe gelesen, dass man Frischkornbrei nicht mit Rohmilch ansetzen soll. Stimmt das? Weiter interessiert mich, ob man auch kein selbst eingemachtes Obst hineingeben darf?

Es ist besser, wenn das Getreide mit unerhitztem Wasser angesetzt wird. Milch gehört überhaupt nicht in den Frischkornbrei.

Hinsichtlich der zweiten Frage dürfen Sie natürlich eingemachtes Obst essen. Aber wenn es ein *Frisch*korngericht sein soll, gehört *frisches* Obst und nichts Gekochtes hinein. Das Getreidegericht heißt ja deshalb Frischkornbrei, um zu demonstrieren, dass alles frisch sein muss. Gekochtes Obst zusammen mit rohem Getreide kann Unverträglichkeitserscheinungen machen. Mischung von Gekochtem und Rohem ist nicht sinnvoll.

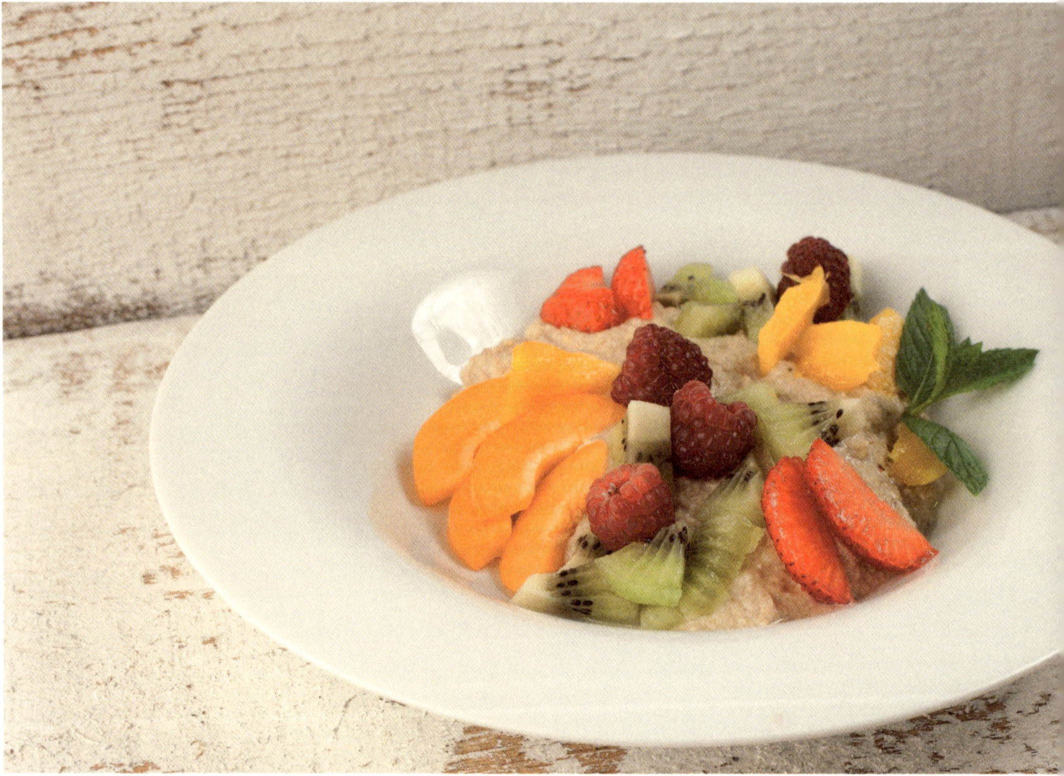

Frischkornbrei – Das Originalrezept

Er wird aus einer einzelnen Getreideart oder einer Mischung von Roggen und Weizen hergestellt. Es kann auch Weizen, Roggen, Hafer, Gerste, Hirse gemischt werden. Von dieser Mischung werden 3 Esslöffel (ca. 50 g) durch eine Kaffeemühle oder Getreidemühle grob geschrotet. Das Mahlen muss jedes Mal frisch vor der Zubereitung vorgenommen werden. Dabei spielt es keine Rolle, ob die Getreidemühle mit Mahlsteinen oder einem Stahlmahlwerk arbeitet.

Nicht auf Vorrat mahlen!

Das gemahlene Getreide wird mit ungekochtem, kaltem Leitungswasser zu einem Brei gerührt und mehrere Stunden (fünf bis zwölf) stehengelassen.

Die Wassermenge wird so berechnet, dass nach der Quellung nichts weggegossen zu werden braucht. Nach fünf bis zwölf Stunden wird dieser Brei genussfähig gemacht durch Zusatz von frischem Obst (je nach Jahreszeit), dem Saft einer halben Zitrone, 1 Teelöffel Honig (nur manchmal, regelmäßig Honig kann Karies erzeugen), 1 Esslöffel Sahne, geriebenen Nüssen, nach Art des Bircher-Benner-Müslis.

Solange verfügbar, sollte man immer einen Apfel hineinreiben und sogleich untermischen. Der geriebene Apfel macht den Frischkornbrei besonders luftig und wohlschmeckend.

Es ist ohne Belang, zu welcher Tageszeit dieser Brei genossen wird.

Im Bruker-Haus geben wir keinen Honig in den Frischkornbrei, die Früchte sind süß genug.

Joghurt und Milch werden für die Zubereitung nicht verwendet, weil sie in Kombination mit Getreide und Obst Unverträglichkeit hervorrufen können.

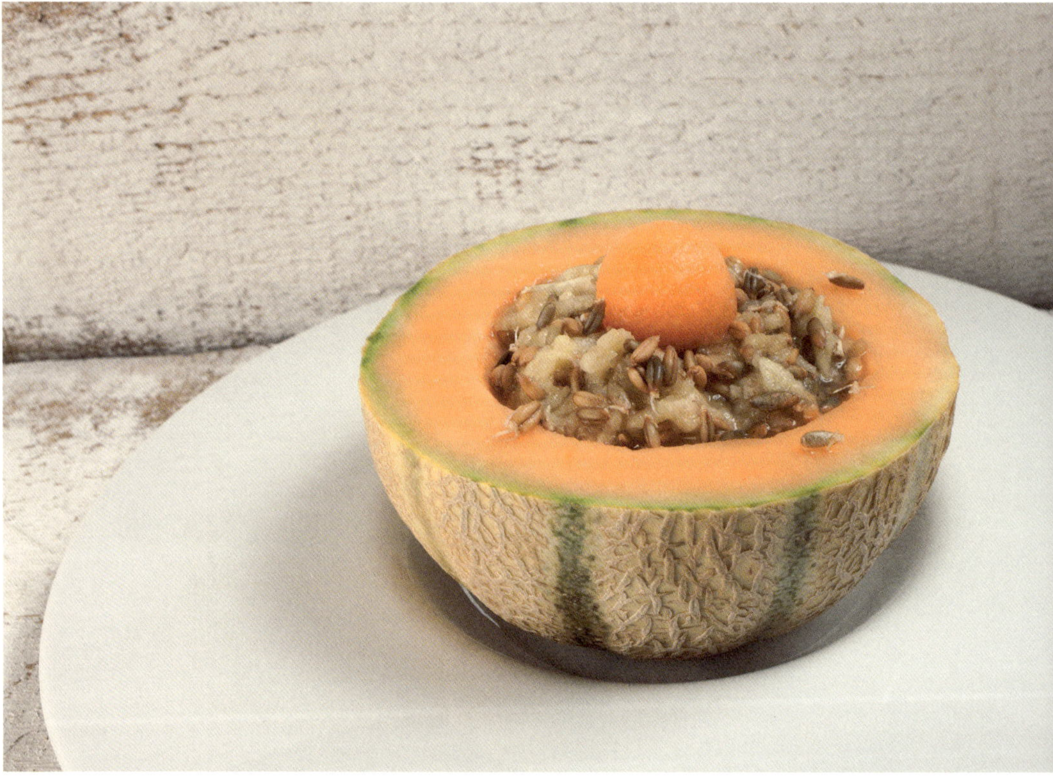

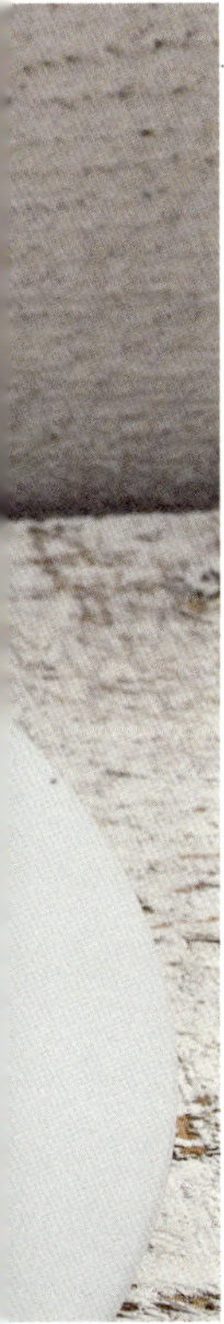

Frischkornbrei – Die Zubereitung nach Dr. Evers

Auch die Zubereitung nach Dr. Evers ist zu empfehlen:

3 Esslöffel Roggen oder Weizen (keine Mischung) werden über Nacht (etwa 12 Stunden) mit ungekochtem, kaltem Wasser eingeweicht. Am Morgen werden die Körner in einem Sieb mit frischem Wasser gespült. Dieser Vorgang wird so lange fortgesetzt (im Durchschnitt 3 Tage), bis die Körner keimen und die Keimlinge ca. 1/3 cm lang sind. In der Keimzeit sollen die Körner möglichst bei Zimmertemperatur stehen (d. h. nicht zu kalt und nicht zu warm). Diese gekeimten Körner können mit Zutaten versehen werden, wie beim Frischkornbrei angegeben. Sie sind gründlich zu kauen.

Der Ratschlag, Roggen und Weizen getrennt zum Keimen aufzustellen, beruht darauf, dass die beiden Getreidearten verschieden lange Keimzeiten haben. Der Weizen keimt etwas rascher als der Roggen.

Sauermilch

In einem Zeitungsbericht wurde empfohlen, das für den Frischkornbrei gemahlene Getreide in Sauermilch einzuweichen, um Bakterienbildung zu vermeiden. Was halten Sie davon?

Bei dem Tipp handelt es sich wieder um Theorien, die am Schreibtisch erdacht bzw. von anderen sogenannten Experten übernommen wurden. Bakterien entwickeln sich überall. Ohne Bakterien ist kein Leben auf dieser Erde möglich. Der »theoretische« Tipp, das Getreide gerade deshalb mit Sauermilch einzuweichen, ist jedoch absurd, weil sich darin ja auch die Bakterien vermehren – mehr sogar als im Wasser. Dieser Vorschlag ist also keine Alternative, wenn jemand Angst vor Bakterien hat. Die Angst ist jedoch völlig unbegründet. Der Getreidebrei, der länger steht, kann höchstens in Gärung übergehen – wird dann also zum Sauerteig. Wer ihn dann nicht mehr essen mag, weil er ihm nicht mehr schmeckt, kann ihn zum Brotbacken verwenden.

Sauermilchprodukte

Sie raten, den Frischkornbrei mit Obst und Sahne zuzubereiten oder mit Sauermilchprodukten, dann aber das Obst wegzulassen wegen der besseren Verträglichkeit. Warum tritt bei der Kombination Unverträglichkeit auf?

Bei einem gesunden Menschen tritt keine Unverträglichkeit auf. Sie ist immer ein Zeichen einer krankhaften Störung der Verdauungsorgane. Aber eine solche liegt bei zahlreichen Menschen vor, die sich um eine gesündere Ernährung bemühen. Die meisten streben ja erst danach, wenn sie krank sind. Solange sie gesund sind, kümmern sie sich nicht um eine richtige Ernährung. Um nun nicht nur gesunde, sondern auch kranke bzw. verdauungsempfindliche Menschen in den Genuss des Frischkorngerichts kommen zu lassen, empfehlen sich Zubereitungen, die eben auch Darmempfindliche vertragen können. Die besondere Art der Zubereitung des Frischkornbreis ist aus der Erfahrung gewonnen.

Schroten

Warum muss das Getreide für den Frischkornbrei geschrotet werden? Kann ich nicht auch eingeweichte ganze Körner verwenden? Was geschieht durch das Schroten?

Wenn Sie die Körner nicht schroten, können Sie keinen Brei herstellen. Das Getreide muss natürlich nicht geschrotet werden, wenn der Mensch noch gute Zähne hat und die nötige Zeit zum Kauen. Da dies meist nicht der Fall ist, nimmt die Zerkleinerung des Getreides durch Schroten dem Menschen einen Teil der Kauarbeit ab. Zugleich wird auch schon die Oberfläche durch das Mahlen vergrößert und dadurch die Einwirkung der Verdauungssäfte erleichtert. Aus diesen Gründen hat sich die Methode, das Korn zu schroten und einzuweichen immer stärker durchgesetzt. Abgesehen davon findet während der Einweichzeit eine fermentative Veränderung statt, die durchaus positiv zu bewerten ist.

Süßstoff

Wie verträgt sich Frischkornbrei mit Süßstoff?

Die Verträglichkeit von Süßstoff ist völlig unabhängig von der übrigen Nahrung. Süßstoff wird – im Gegensatz zum Fabrikzucker – vertragen. Eine völlig andere Frage ist die, ob es sinnvoll ist, den Frischkornbrei überhaupt zu süßen. Süße Früchte allein genügen immer, so dass weder Fabrikzuckerarten noch Süßstoffe notwendig sind.

Für Schulkinder

Nach der Lektüre Ihres Buches »Unsere Nahrung – unser Schicksal« habe ich meine Ernährung seit ca. einem halben Jahr auf Vollwertkost umgestellt. Nun habe ich gerade in einer anthroposophischen Schrift über die Ernährung des Schulkindes gelesen, dass das Frischkornmüsli nur für eine gewisse Zeit zu empfehlen sei, da das Getreide angeblich nur in gekochter Form den Menschen nähren könne. Trifft diese Aussage speziell für Kinder zu oder auch für Erwachsene?

Die Angabe, dass Getreide möglichst nicht roh, sondern erhitzt genossen werden soll, wird in anthroposophischen Kreisen folgendermaßen begründet:

»Alle Lebensmittel müssen durch einen Wärmeprozess hindurchgehen.« Dies trifft insofern zu, als jede Pflanze zum Wachstum und zum Reifen Wärme benötigt. Getreide zum

Beispiel ist im Winter nicht zur Reifung zu bringen, und alle Obstarten reifen nur in warmen Jahreszeiten, manche nur in südlichen, wärmeren Gegenden. Dies ist der Wärmeprozess, der gemeint ist. Es ist jedoch ein Missverständnis, aus dieser für das Wachstum der Pflanzen notwendigen Wärme den Schluss zu ziehen, dass die Nahrungsmittel erhitzt werden müssen. Spätestens seit der Entdeckung der Vitamine weiß man, dass durch Kochen der Speisen Vitamine zerstört werden, während sie in einem Wachstum unter Einfluss der Wärme entstehen.

Wenn dem Verzehr von Frischkornbrei nur für einen begrenzten Zeitraum zugestimmt wird, so wird damit doch anerkannt, dass er gesundheitsfördernd und nützlich ist. Dann ist aber nicht erklärbar, warum er nur kurze Zeit gegessen werden darf. Entweder ist er nützlich, dann kann er logischerweise immer gegessen werden, oder er ist schädlich, dann soll er auch nicht begrenzte Zeit verzehrt werden. Hoffentlich erkennt jedermann diese Unlogik der Argumentierung.

Stärke

In einem Vortrag warnte ein Mediziner vor zu viel Rohkost (gefährliche Diätform), insbesondere vor rohen Haferflocken oder Weizenkleie. Die in ihnen enthaltene Stärke wird angeblich nicht verdaut und verstopft die kleinen Blutgefäße der Darmwände.

Ein Dr. Volkheimer weist in seinen Veröffentlichungen darauf hin, dass im Rahmen der sogenannten Persorption festgestellt wurde, dass durch die Darmwand auch größere Partikelchen, z. B. Stärkekörner, wandern und ins Blut gelangen. Diese Feststellung ist relativ neu, während natürlich die Tatsache, dass dies so ist, schon besteht, seit es Menschen gibt. Neu ist nur, dass auch diese Tatsache benützt wird, um wiederum vor Vollkornprodukten zu warnen. So hat vor etwa einem Jahrzehnt ein bekannter Medizinaljournalist damit Schlagzeilen gemacht, indem er von der »Wipfeldürre« sprach. Er meinte damit, dass die Stärkekörner beim Vollkornverzehr in den Endverzweigungen der Blutgefäße (Kapillaren) stecken blieben und es so durch die Verstopfung der Endstromgebiete zu einer gefährlichen Behinderung der Durchblutung (Wipfeldürre) käme.

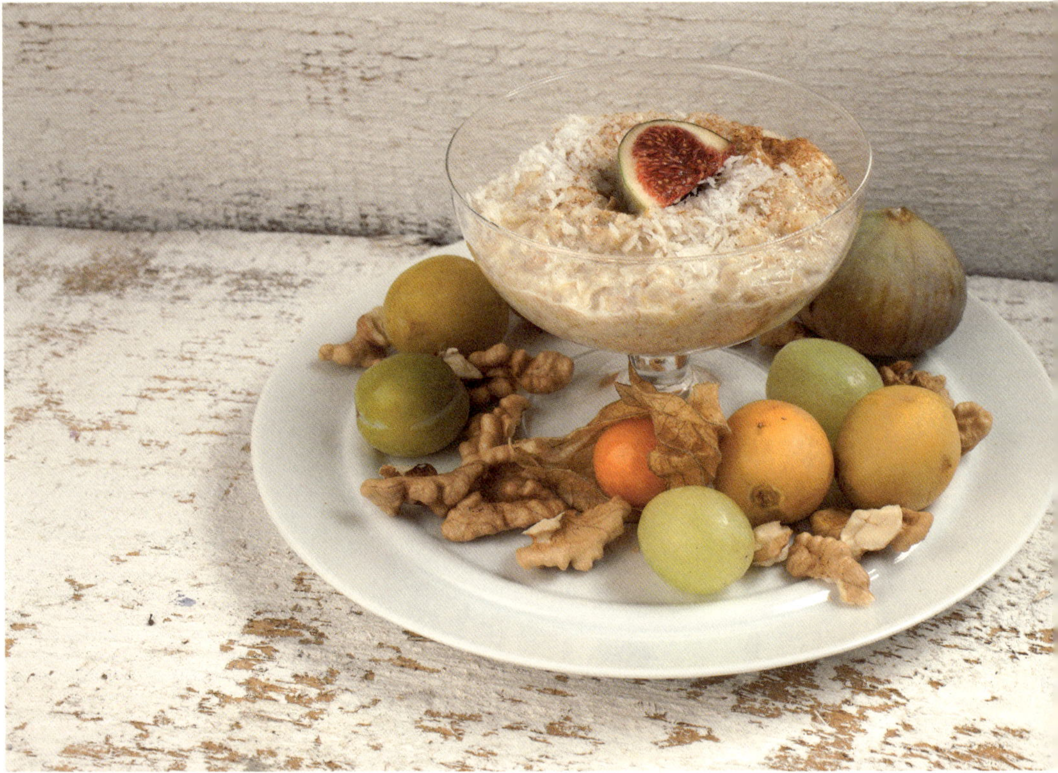

Andreas Kinderspezial*

Hafer und Hirse fein mahlen,
Apfel und Nüsse fein mahlen,
reife Banane mit der Gabel zerquetschen,
Zitonensaft und Sahne unterrühren.
Dazu Obst nach Belieben.

* Rezept von Andrea Lohaus, Gesundheitsberaterin GGB

Diese Schlussfolgerungen entsprechen einer reinen Schreibtischakrobatik, stehen aber mit den Beobachtungen der letzten Jahrtausende im Widerspruch. Sie sind aber nur verstehbar im Rahmen des systematischen Kampfes gegen eine biologisch vollwertige Ernährung, wie sie eine vitalstoffreiche Vollwertkost darstellt. Dies ist auch daran zu erkennen, dass ebenfalls die Rohkost verunglimpft wird, wo doch heute schon jedes Kind weiß, dass die Mindestzufuhr von Vitaminen nur durch einen gewissen Anteil von Rohkost garantiert ist.

Dass ganze Getreidekörner die Darmwand durchwandern können, gilt selbstverständlich in gleichem Maße für gekochte und für rohe Körner. Diese Feststellung ist wichtig, damit nicht die falsche Vorstellung entsteht, dass rohe Körner durchwandern, aber gekochte nicht und dass damit die Warnung vor Rohkost begründet wird.

Lassen Sie sich also durch solche wissenschaftlich nicht haltbaren Vorstellungen auf keinen Fall vom Verzehr des täglichen Frischkorngerichts abhalten, das immer noch das Zentrum einer Vollwerternährung ist.

Stuhl-
verstopfung

Mein Mann und ich leben seit 1965 nach Ihren Ernährungsvorschlägen, und seit 1975 essen wir als Frühstück das Frischkornmüsli, bestehend aus drei Esslöffeln Sechs-Korn, frisch geschrotet, etwas Milch, zwei Esslöffeln Sonnenblumenkernen, ein paar Nüssen, einem geriebenen Apfel, Obst nach Jahreszeit und etwas Zitronensaft, sowie ein Glas Buttermilch. Seit etwa zwei Jahren leide ich an Stuhlverstopfung, d.h. ich gehe noch beinahe täglich zur Toilette, aber hart und verkrampft wie eine Ziege.

Zunächst wäre zu raten, dass Sie wirklich die Nahrung nach meinen Richtlinien durchführen. Aus Ihren Angaben ist zu entnehmen, dass Sie es nicht tun. Zum Beispiel essen Sie seit 1975 Frischkornbrei, der aber nicht meinen Angaben entspricht. Auch Buttermilch passt nicht zum Frischkornbrei.

Eine Stuhlverstopfung mit ziegenkotartigen Ausscheidungen ist meist nicht ernährungs-, sondern lebensbedingt und beruht auf spastischen funktionellen Störungen des Darms (Verkrampfungen).

Tageszeit

Das Frischkornmüsli könne man zu beliebiger Tageszeit essen, lese ich. Demnach wäre, wenn ich Sie richtig verstehe, der Rat falsch, vor dem Zubettgehen solle man ja nichts zu sich nehmen, da zwar die Verdauungssäfte bereitgestellt würden, aber die Verdauung nicht eintrete.

Die Verdauung hört auch nachts nicht auf. Sie können also Ihren Frischkornbrei, wenn er Ihnen schmeckt, auch vor dem Zubettgehen essen. Viele Menschen haben morgens eine Darmentleerung. Dies ist ein indirekter Beweis dafür, dass der Darm in der Nacht die Speisen verarbeitet und weiterbefördert hat.

Viele Menschen können nach einer üppigen Mahlzeit besonders gut schlafen nach dem Motto: »Selig lächelnd wie ein satter Säugling« Es gibt aber auch Menschen, die besser schlafen, wenn sie vorher wenig gegessen haben. Das jeweilige Verhalten ist typgebunden.

Tierisches Eiweiß

Darf man bei einer Kost, frei von tierischem Eiweiß, zur Behebung einer Allergie den Frischkornbrei wenigstens mit Sahne zubereiten? Wird eine Heilung dadurch verhindert oder verzögert?

Sahne rechnet nicht zum Eiweiß, sondern zu den Fetten. Der Eiweißanteil der Sahne ist so gering, dass er bei Menschen, die eine Kost ohne Tiereiweiß benötigen, meist vernachlässigt werden kann. Nur bei hochempfindlichen Menschen könnte selten sogar der geringe Eiweißanteil der Sahne eine Rolle spielen. Der Einzelne wird das dann leicht feststellen können.

Mein ganzer Körper ist übersäuert!

Übersäuerung

Wie oft mir diese Aussage in der Sprechstunde oder in Briefen Ratsuchender vorgetragen wurde, kann ich gar nicht mehr zählen. Nach den Vorstellungen der Anti-Acid-Methode (Acid = Säure) wird davon ausgegangen, dass der Mensch total übersäuert sei und er sich möglichst säurefrei ernähren sollte. Es wird dabei nicht differenziert, welche Säuren im Einzelnen gemeint sind, ob im Blut, im Gewebe, im Urin oder Speichel. So kommt es zu grotesken Missverständnissen.

In Laienkreisen begegnet man oft der falschen Vorstellung, dass die Übersäuerung durch zu viel Harnsäure bedingt sei. Dies gilt jedoch nur für den Sonderfall der Gicht.

Man kann bekanntlich Nahrungsmittel in basenbildende und säurebildende einteilen. Ein säurebildendes Nahrungsmittel kann man aber nicht daran erkennen, dass es sauer schmeckt. Fabrikzucker ist zum Beispiel ein Säurebildner, Fleisch ebenfalls. Beide schmecken aber nicht sauer. Getreide ist ebenfalls säurebildend, aber nur in so geringem Maße, dass dadurch kein Säureüberschuss entsteht. Gemüse ist basenbildend, aber an sich selbst nicht alkalisch.

Übersäuerung gibt es nicht.

Eine hypochondrische Unsitte greift um sich, so dass viele Patienten ihren Urin mehrmals täglich mit Hilfe von Lackmuspapier prüfen und tief verunsichert sind, wenn sich eine saure Reaktion zeigt. Das heißt nicht, dass der Organismus übersäuert ist, sondern dass er in der Lage ist, die überschüssige Säure auszuscheiden. Eine Übersäuerung gibt es also nicht; dies zeigt die Kontrolle des ph-Wertes, der Wasserstoffionenkonzentration. Die Vorstellung, dass ein Mensch übersäuert sein könne, ist also grundsätzlich falsch.

Eine biologisch vollwertige Kost ist immer basenbildend. Die Heilwirkung der Frischkost beruht aber nicht darauf, dass sie basenbildend ist, sondern darauf, dass sie alle Vitalstoffe in der richtigen Zusammensetzung enthält.

Verdauungsschwäche

Ich esse regelmäßig Frischkornbrei und bemerke, dass sich im Stuhl immer Schrotpartikel zeigen. Bedeutet das eine Verdauungsschwäche und unzureichende Ausnutzung des Getreides durch den Organismus?
Im Allgemeinen essen die Menschen mehr, als sie benötigen. Das hat unter anderem auch zur Folge, dass nicht die gesamte Nahrung voll ausgenutzt wird. Bei einer mikroskopischen Untersuchung des entleerten Kotes zeigt sich bei jedermann, dass immer noch unverdaute Nahrungsreste enthalten sind. Wichtig ist natürlich auch, dass Sie die Nahrung besser kauen.

Verträglichkeit

Mir bereitet das Getreidemüsli Probleme. Wie verträgt sich die Tatsache, dass Getreide und andere Stärke im Mund nur im basischen Milieu verdaut werden können, mit der Tatsache, dass das beigemengte Obst sauer ist? Beruhen darauf nicht das immer wieder beobachtete Völlegefühl und die entstehenden Blähungen?

Wir sprechen heute nicht mehr von Müsli, sondern von Frischkornbrei bzw. Frischkorngericht, da leider heute auch Fertigmüslis angeboten werden, die nicht mehr dieselben Vitalstoffe enthalten wie das frisch zubereitete. Das Vollgetreide enthält nicht nur Stärke, sondern auch Fett und Eiweiß. Die Verdauung der Stärke beginnt zwar im Mund, wird aber im Dünndarm fortgesetzt, während die Eiweißverdauung im Magen und die Fettverdauung im Dünndarm beginnt. Das zugemengte Obst enthält zwar Obstsäuren, die aber als Basen wirken. Die ganze Betrachtungsweise nach sauer und basisch ist viel zu eng und wird der viel komplizierteren Wirklichkeit nicht gerecht. Hier werden wieder unwesentliche Dinge einseitig akzentuiert.

Die geringen Mengen Obstsäuren haben keinen Einfluss auf die Verdauung von Getreide. Alle einzelnen Bestandteile der Nahrung (Eiweiß, Fett, Kohlenhydrate, Säuren, Basen usw.) haben im Verdauungsapparat ihre entsprechenden Orte und Enzyme, wo sie verdaut werden. Die Schöpfung hat dies einfach und wunderbar eingerichtet. Schwierig erscheint es nur, wenn wir die chemisch-analytische Betrachtungsweise der Naturwissenschaft zugrundelegen.

Völlegefühl und Blähungen haben andere Ursachen. Dazu ist die Gesamtkost zu betrachten, da die Verträglichkeit bei einzelnen Nahrungsmitteln vom Gesamtkostplan abhängig ist. Es besteht also die Frage, was für eine Erkrankung bei Ihnen vorliegt, und diese müsste entsprechend behandelt werden. Dabei spielen nicht nur die Nahrung, sondern auch andere Lebensumstände als Ursache eine Rolle.

Verträglichkeit hängt vom Gesamtkostplan ab.

Am besten suchen Sie einen Arzt auf, der sowohl in ernährungs- wie lebensbedingten Krankheiten Erfahrung hat.

Verträglichkeit

Gibt es Menschen, die den Frischkornbrei nicht vertragen?

Nein. Der Frischkornbrei wird immer gut vertragen, auch von Magen- und Darmempfindlichen. Voraussetzung ist natürlich, dass sowohl er wie die übrige Nahrung keine Fabrikzuckerkonzentrate enthält. Fabrikzucker macht bekanntlich Frischkost und Vollkornprodukte unverträglich.

Leber-, Galle-, Magen- und Darmempfindliche müssen

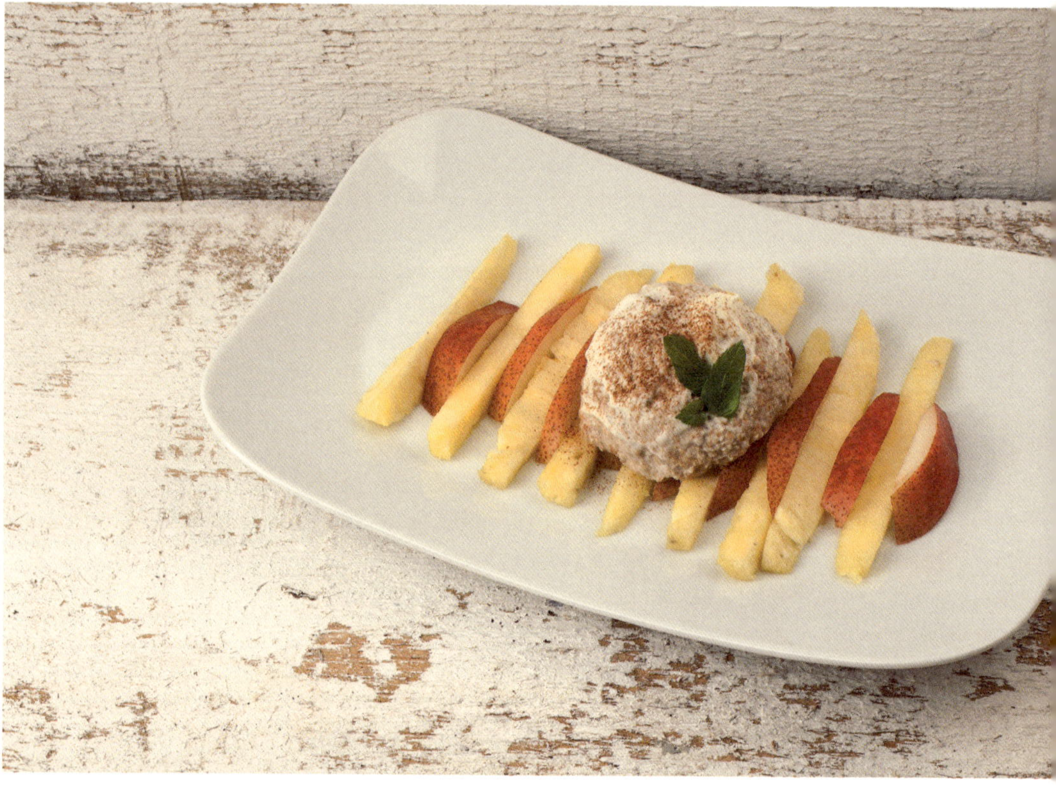

Das Auge isst mit!

Ananasstreifen und rote Apfelspalten.
Mit zwei Esslöffeln den Frischkornbrei zur Kugel formen.
Mit geschlagener Sahne bestreichen,
Zimt darüberstreuen, Minze zum Garnieren.

ebenso Säfte, Trockenfrüchte und gekochtes Obst meiden. Auch Honig kann Unverträglichkeit hervorrufen. Es gibt überhaupt kein Nahrungsmittel, das für sich betrachtet unverträglich ist, denn die Verträglichkeit eines einzelnen Nahrungsmittels ist immer abhängig von der Kombination der Speisen (s. mein Buch »Leber-, Galle-, Magen-, Darm- und Bauchspeicheldrüsenerkrankungen«, emu-Verlag).

Vitaminverlust

Würden von Ihrer Seite aus Bedenken bestehen bezüglich des Nähr- und Vitamingehalts, wenn wir das Getreide nach Vorschrift über Nacht einweichen, es am Morgen zu Müsli verarbeiten und es dann mit ins Büro nehmen, um es gegen 11.00 Uhr zu verzehren? Glauben Sie, dass der Verlust an Vitaminen usw. so groß ist, dass man fast sagen könnte, es lohnt nicht der Mühe?

So wie Sie den Frischkornbrei zubereiten und den Zeitpunkt des Verzehrs gelegt haben, ist es sehr gut. Sie können die Frischkorngerichte auch noch 24 Stunden später essen. Gewisse einsetzende enzymatische Prozesse sind ohne wesentlichen Belang. Lassen Sie sich durch andere Aussagen nicht verunsichern.

»Jedermann verträgt Frischkost«

von Dr. M. O. Bruker

Man hört und liest allenthalben in fast monotoner Wiederholung, dass Frischkost schlecht verträglich sei. Bei kritischer Prüfung des Sachverhaltes ergibt es sich, dass es sich bei dieser Vorstellung im Kern um ein *Vorurteil* handelt beziehungsweise um eine Wiedergabe dessen, was seit Generationen allgemeine Ansicht ist.

Diese Ansicht ist aber nicht das Ergebnis des Nachdenkens, sondern eine Weitergabe und ständige Wiederholung dessen, was die Vertreter der Wissenschaft lange Zeit als Ergebnis der damaligen Forschung verkündet haben. Da die medizinische Wissenschaft ein Zweig der Naturwissenschaft war, übernahmen die Mediziner diese Auffassungen, ohne sie den ärztlichen Auffassungen anzupassen. Sie blieben auf der Ebene der Physik und Chemie, das heißt der Naturwissenschaften, stecken.

Uns Ärzten wird heute noch an der Universität gelehrt, dass die Nahrung in rohem Zustand nicht verdaut werden könne, sondern durch einen Erhitzungsprozess aufgeschlossen werden müsse. Dabei bleibt allerdings die Frage unbeantwortet, was unter »Aufschließung« zu verstehen ist. Durch die Ärzte wird diese Ansicht ins Volk getragen und dort verbreitet; mit dem Ergebnis, dass es allmählich selbstverständliches Allgemeingut geworden ist, dass das Rohe nicht verdaut werden könne. Dabei ist es nur ein kleiner Schritt zu den verschiedenen Abwandlungen, dass die Rohkost schwer verdaulich sei, dass sie unbekömmlich sei, dass sie vielerlei Beschwerden hervorrufe und dass sie logischerweise aus allen Diätformen verbannt ist, wenn es um die Behandlung von Krankheiten der Verdauungsorgane geht.

Früher wurde das, was wir heute als Frischkost bezeichnen, »Rohkost« genannt. Unbewusst wurde mit dem Begriff des Rohen eine Vorstellung verbunden, dass es sich dabei um etwas Ungeschlachtes, um etwas Grobes, im Gegensatz zu etwas Feinem handelt. Einem groben Menschen gegenüber hat ein Feinfühliger die unangenehme Empfindung, es mit einem groben Klotz zu tun zu haben, auf den eigentlich ein grober Keil gehört. Diese unterschwelligen Gefühle der Rohkost gegenüber spielen sicher eine größere Rolle, als den meisten bewusst ist. Dies waren die psychologischen Motive, weshalb ich vor ca. 40 Jahren anstelle des Begriffs »Rohkost« die Bezeichnung **»Frischkost«** eingeführt habe. Sicher ist diese Umbenennung ein wesentlicher Grund, weshalb sich die vitalstoffreiche Ernährung mit ihrem obligaten Frischkostanteil so stark verbreitet hat.

Auch heute noch wird dieses Dogma der Schwerverdaulichkeit von Frischkost gelehrt, obwohl man hätte annehmen müssen, dass nach der Entdeckung der Vitamine, die durch Erhitzung je nach Höhe der Temperatur und Dauer ihrer Einwirkung mehr oder minder zerstört werden, die Bedeutung der vitaminhaltigen und unerhitzten Lebensmittel erkannt worden wäre. Aber nach der Entdeckung der Vitamine blieb

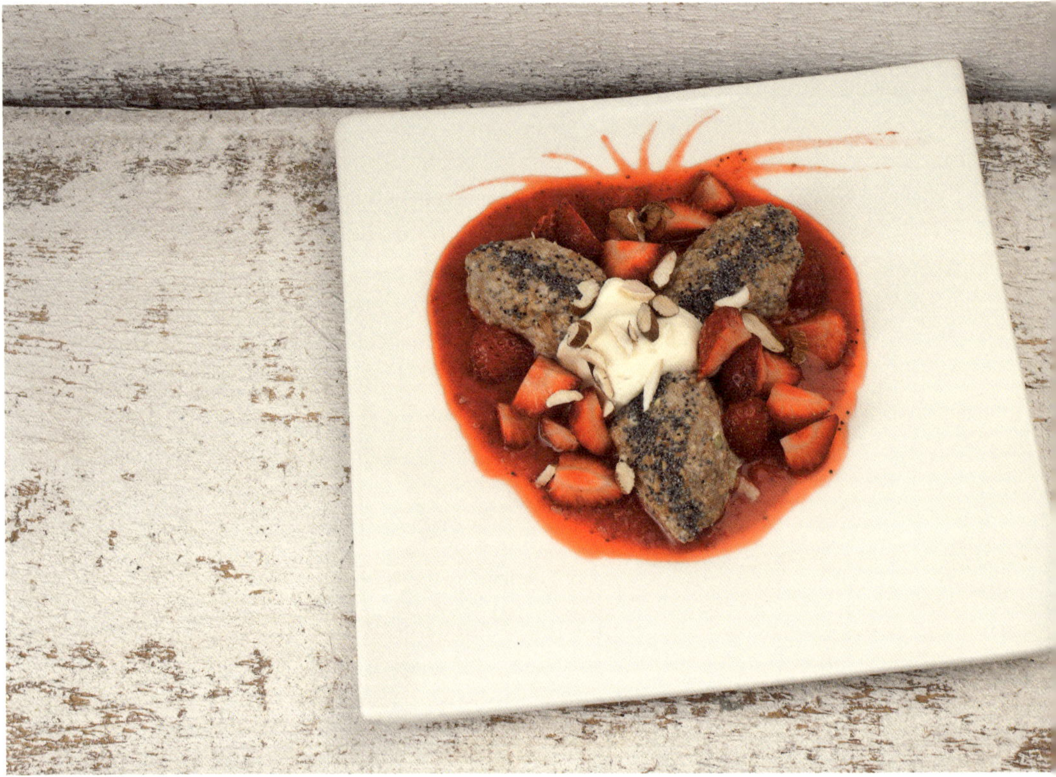

Erdbeerzeit …

Frischkornbrei mit Mohn bestreut im Erdbeerbett!
Eine große Schüssel mit weiteren Erdbeeren stand als leckere Zugabe auf dem Tisch.

das Dogma unangetastet bestehen. Daran ändert auch nichts der Hinweis darauf, dass *alle Lebewesen auf dieser Erde ihre Nahrung unerhitzt verzehren, dass der Mensch das einzige Lebewesen ist, das seine Nahrung erhitzt, ehe er sie verzehrt.* Der Einwand, dass der Mensch kein Tier sei, ist aber in Bezug auf die Verdauungsvorgänge leicht widerlegbar, denn die *Verdauungsorgane sind* – abgesehen von unwesentlichen Variationen – *im Prinzip anatomisch und physiologisch gleich angelegt*: im Mund bzw. Maul die Zerkleinerung der Speise und die Vermengung mit Speichel als erstem Verdauungssaft. Die Fortsetzung der Verdauung im Magen, die der Mensch mit allen gemeinsam hat. Auch die übrigen Verdauungsorgane und Verdauungsvorgänge mit Hilfe der Leber, des Gallensafts, der Verdauungsenzyme, der Bauchspeicheldrüse und des Dünndarms finden sich übereinstimmend gleichermaßen beim Menschen wie bei den Säugetieren. In dieser Hinsicht ist also eine Parallele zum Säugetier durchaus erlaubt, wenn nicht sogar zwingend. In der Ausbildung an der Universität lernen wir Ärzte die Einzelheiten der Physiologie der Verdauung an den Vorgängen des Säugetiers, weil sie nicht nur dieselben Verdauungsorgane besitzen, sondern weil auch die einzelnen Organe bei Mensch und Tier dieselben Funktionen ausüben und sich dieselben chemischen Verdauungsvorgänge abspielen. Es bleibt daher die Annahme unverständlich, weshalb das Tier die Nahrung unerhitzt verdauen kann, der Mensch jedoch nicht.

Um zu beweisen, dass auch der Mensch die Nahrung in unerhitzter Form verdauen kann, ist der Vergleich mit dem Tier nicht notwendig. Es gibt einen viel einfacheren Beweis, nämlich den, dass es Menschen gibt, die Jahrzehnte von reiner Frischkost leben und sich dabei bester Gesundheit erfreuen. In Urzeiten, in denen es noch kein Feuer auf dieser Erde gab, wurde die Nahrung roh verzehrt. Sicher war dies die ursprüngliche Art der Nahrungsaufnahme, worauf die Verdauungsorgane eingerichtet waren. Es ist aber absurd anzunehmen, dass diese unerhitzte Nahrung schwer- bzw. unverdaulich war.

Es gibt aber noch andere Hinweise für den Grad der Verdaulichkeit einer Nahrung: Es ist ihre Verweildauer in den

Es gibt kein einzelnes Nahrungsmittel, das für sich unverträglich ist.

Verdauungsorganen. Je schwerer verdaulich die Nahrung ist, umso länger bleibt sie zum Beispiel im Magen. *Die Frischkost ist leicht verdaulich und hat daher eine kurze Verweildauer im Magen.* Dies ist der Hauptgrund, weshalb bei einer Mahlzeit die rohen Speisen vor dem Gekochten verzehrt werden sollen. Es gilt daher die Regel: *Frischkost voraus!*

Eine gewisse Befangenheit der Frischkost gegenüber ist aber geblieben, was zweifellos mit der Meinung zu tun hat, dass sie schwer verträglich sei. Bei allen diätetischen Maßnahmen nimmt tatsächlich das Verträglichkeitsproblem eine zentrale Stelle ein. Die gründlichsten Erfahrungen auf diesem Gebiet liegen bei Menschen vor, die an einer Störung der Verdauungsorgane erkrankt sind. Hierbei ist es zweitrangig, ob die Erkrankung sich im Magen, an der Leber, der Gallenblase, dem Zwölffingerdarm, dem Dünndarm oder Dickdarm abspielt. Dies führte zu einer Grundregel im diätetischen Bereich:

Die Verträglichkeit einer gewissen Kostform ist abhängig von der Kombination der Speisen.

Es gibt kein einzelnes Nahrungsmittel, das für sich unverträglich ist. Es kommt immer darauf an, in welcher Kombination das einzelne Nahrungsmittel verzehrt wird. Bei einer Beobachtung von über 50 000 Patienten hat sich dabei eine relativ einfache Regel herausentwickelt: Unter vielen Hunderten von Nahrungs- und Lebensmitteln befindet sich *praktisch nur ein einziger Störenfried. Es sind die vielfältigen Fabrikzuckerkonzentrate. Sie sind es, die die Frischkost unverträglich machen, während sie selbst gut vertragen werden*. Im Rahmen einer Kostform, die aus vielen Nahrungsmitteln besteht und die auch ein Fabrikzuckerkonzentrat enthält, ist der Patient nicht imstande, herauszufinden, welches Nahrungsmittel die Unverträglichkeiten hervorruft. So zeigt die Beratung in der Sprechstunde, dass der Patient sehr häufig etwas Falsches beschuldigt. Meist wird die Schuld auf die Frischkost geschoben, d.h. das rohe Obst und die frischen Salate, aber auch die Vollkornprodukte und dies vor allem dann, wenn sie bis dahin nicht zu dem Kostplan gehörten. Es ist verständlich, dass immer das zuerst beschuldigt wird, was

Unter vielen Hunderten von Nahrungs- und Lebensmitteln befindet sich praktisch nur ein einziger Störenfried. Es sind die vielfältigen Fabrikzuckerkonzentrate.

in einem Ernährungsplan neu hinzugekommen ist. Wenn Beschwerden auftreten, ist es für den Patienten logisch, dass es an dem liegt, was er bisher nicht gegessen hat.

Die Konsequenz daraus ist, dass beim Übergang auf eine Kostform, die auch Frischkost enthält oder gar beim Verzehr reiner Frischkost, die bei manchen Erkrankungen die beste Heilkost darstellt, unbedingt alle Fabrikzuckerkonzentrate strengstens gemieden werden müssen. Und siehe da, zum größten Erstaunen des Patienten, der jahrzehntelang nach Frischkost Beschwerden bekam, verträgt er sie nun hervorragend. Dieses Erlebnis ist für viele ein Schlüssel zum Verständnis, dass die richtige Kombination in einer Kostform entscheidend ist und dass der entscheidende *Störfaktor Fabrikzuckerkonzentrate* sind. Im Einzelnen sind dies:

weißer und brauner Zucker, industriell hergestellter Frucht- und Traubenzucker, der Malzzucker, der Milchzucker, die verschiedenen Sirupe, der Rübensirup, der Ahornsirup, der Birnendicksaft, der Apfeldicksaft, Sucanat, Ur-Süße, Ur-Zucker und andere auf dem Markt befindliche Zuckerkonzentrate.

Es gibt natürlich viele Menschen, die die Frischkost vertragen, auch wenn sich in dem üblichen Speiseplan Süßigkeiten befinden. Aber um diese Menschen geht es ja bei diesem Thema nicht. Sie können ungehindert alles essen, was sie vertragen. Wenn sie aber wegen einer Krankheit oder aus anderen Gründen anfangen, auch Frischkost in ihren Kostplan aufzunehmen, dann müssen sie eben die Fabrikzuckerarten meiden, falls sie Beschwerden bekommen.

Unter den Patienten, die an Erkrankungen der Verdauungsorgane leiden, gibt es auch höchst Empfindliche. Bei ihnen genügen schon kleinste Mengen von Fabrikzucker, auch selten genossen, um nach dem Genuss von Frischkost Beschwerden zu bekommen. Bei diesen hat sich gezeigt, dass auch Säfte von Obst und Gemüse und gekochtes und eingemachtes Obst Unverträglichkeit von Frischkost hervorrufen können.

Unter Frischkost ist in diesem Zusammenhang nicht nur rohes Obst und rohes Gemüse, unangemacht oder in Salatform gemeint, sondern auch rohe Getreidezubereitungen wie das Frischkorngericht nach Kollath (sogenanntes Müsli).

Wie bei der Bedienung einer Maschine die Vorschriften zu beachten sind, so gilt dies auch bei der Zubereitung einer vitalstoffreichen Vollwertkost. *Was die Verträglichkeit der Frischkost betrifft, so gilt für die Empfindlichen der Hinweis, Fabrikzuckerarten, Säfte und gekochtes Obst so lange zu meiden als Beschwerden in Form von Blähungen, Völlegefühl, Rumoren im Leib bestehen.*

Es gibt eine Reihe von Krankheiten, zum Beispiel Erkrankungen des Bewegungsapparates, Arthritis, Arthrose, Hauterkrankungen, allergische Reaktionen und andere mehr, bei denen eine mehrmonatige reine Frischkostbehandlung die bestmöglichen Heilerfolge bringt. Was die Verträglichkeit betrifft, so macht diese reine Frischkost keine Schwierigkeiten, da sie eben in dieser konsequenten Form keine störenden Nahrungsmittel wie Süßigkeiten enthält. Aber auch bei einer weniger strengen vitalstoffreichen Vollwerternährung, die durch einen bestimmten Frischkostanteil, Vollkornprodukte und das Vermeiden von Fleisch, Fisch und Wurst gekennzeichnet ist, müssen Empfindliche die Vermeidung von Süßigkeiten beachten.

Werden diese geringfügigen Regeln beachtet, so kann man mit vollem Recht behaupten, dass jedermann Frischkost verträgt.

Und zum Schluss noch ein Wort zu Butter und Sahne

Die Natur hat es so eingerichtet, dass die Fettkügelchen der Milch und die Fettkügelchen des Blutes die Lymphe direkt passieren können – ohne die Leber belasten zu müssen.

Wie ermöglicht das die Natur?

Beide Fette sind von der Natur aus von einem Proteinfilm überzogen, der eine Grenzflächensituation schafft. So können diese Fette unter Umgehung der Aufspaltung korpuskulär direkt durch die Lymphe aufgenommen und bis in die die Körperzellen umgebende Gewebsflüssigkeit und sogar durch die Zellmembran bis in das Cytoplasma geschleust werden. (Schweigart)

(Dr. med. M. O. Bruker, Cholesterin – Der lebensnotwendige Stoff)

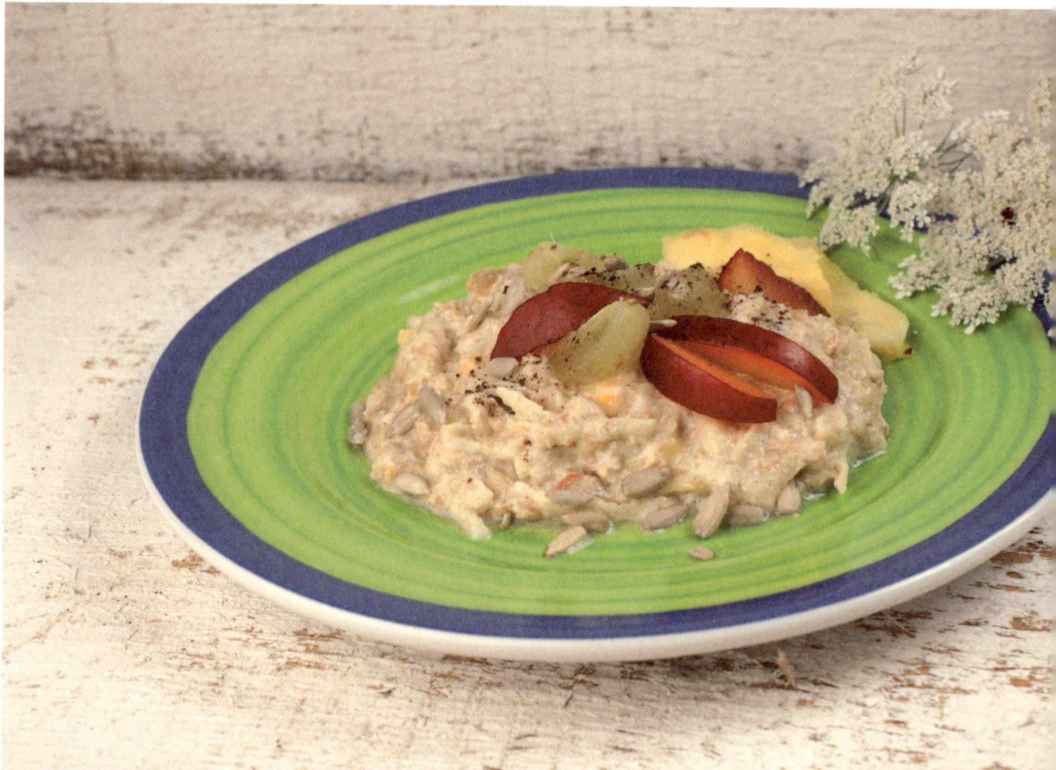

»Ein bunter Teller für das Auge …«

Das Grundrezept, vermischt mit gekeimtem Hafer und Roggen.

Power aus der Schüssel …
… gemeinsam zaubern wir aus frischen Zutaten unser Kraft-Futter

von Diana Kühnle

So lautete mein Programmpunkt beim Kleinglattbacher Sommerferienprogramm für Kinder ab acht Jahren. Samstagmorgens ging es schon um 9.30 Uhr los. Sieben eifrige Kinder hatte ich in meiner Küche zu Gast. Auf dem Programm stand Brötchen backen und die Zubereitung des leckersten Frischkorngerichts aller Zeiten. Den Teig sowie den Getreideschrot hatte ich schon vorbereitet. Ich erklärte den Kindern jedoch, wie sie zu Hause die ganzen Körner für unser Kraft-Futter ganz einfach in einem kleinen Mixer klein bekommen und wie diese eingeweicht werden. Zuvor nahmen wir das Getreide noch unter die Lupe und schauten uns an, welche Unterschiede es zwischen Gerste, Roggen und Weizen gibt. Dabei landete das ein oder andere Korn gleich im Mund: »Das schmeckt ja wie Kaugummi«.

Danach ging's an die Arbeit: Wir formten den Teig, und jeder machte aus seinem Brötchen mit Kürbis- und Sonnenblumenkernen ein kleines Kunstwerk. Dank so vieler Hände waren die Backbleche schnell voll und konnten in den heißen Ofen wandern.

Jetzt warteten auch schon die Zutaten des Frischkorngerichts auf uns: Es wurde Obst geschnipselt, Bananen und Zitronen geschält und püriert, Äpfel gerieben, Nüsse zerkleinert, Sahne geschlagen ... Vor allem der Mixer hatte bald sieben kleine Fans.

Nebenher wurde der herrliche Duft aus dem Backofen immer intensiver – das Wasser lief uns im Mund zusammen. Nach erfolgreicher Arbeit konnte sich unser Ergebnis wirklich sehen lassen: Tolle Brötchen und eine riesige »Power-Schüssel« mit unserem Frischkorngericht.

Schnell deckten wir den großen Tisch, schließlich wollten

wir ja noch alle zusammen unsere fantastischen Werke testen. Zu den Brötchen gab es noch einen vollwertigen Nuss-Schoko-Aufstrich. Kurz darauf hatte ich auch schon lauter essende und strahlende Gesichter um mich: »Mmh, schmeckt das lecker«. Die Mühe hat sich gelohnt. Die wenigen Reste wurden gerne mit nach Hause genommen. Zudem erhielt jedes Kind die Rezepte zum Mitnehmen für die »neugierigen« Eltern.

Diesen Programmpunkt habe ich bereits in den vergangenen Jahren durchgeführt und werde ihn auch gerne in den kommenden Jahren wieder anbieten. Es macht einfach Spaß. Nach zwei kurzweiligen Stunden an diesem Samstagmorgen hatte ich zudem noch eine kleine Fangemeinde gewonnen.

Die Teilnahme wird kostenlos bleiben, damit auch wirklich jedem Kind das Mitmachen ermöglicht ist.

Dieses Mal hatte ich auch noch Glück: Kein Kind hatte eine Allergie auf die verwendeten Zutaten – heute leider schon echt eine Seltenheit.

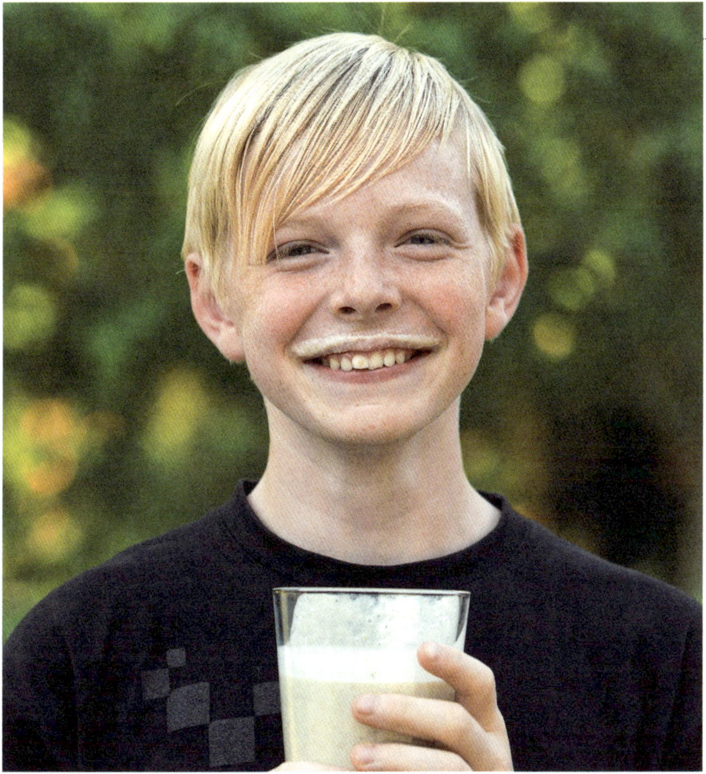

Der Mann mit dem »Milchbart«

Mein Enkel Felix Gutjahr, 13 Jahre, mit einem Bananen-Himbeer-Hafer-Mix plus Sahne und Wasser. Man sieht, dass es ihm schmeckt!

Rezept siehe nächste Seite

Power-Drink

Rezept von Monika Krautwurst, die an einem 100-Kilometer-Lauf teilnahm. Zwischendurch gönnte sie sich diesen Power-Drink und hielt bestens durch. (s. »Der Gesundheitsberater 10/2010«)

- 3 EL Nackthafer oder Einkorn
  eine Handvoll Himbeeren oder Erdbeeren frisch oder tiefgekühlt
  1 weiche Banane
  200 ml Wasser
  100 ml Sahne

Das Getreide fein mahlen und mit allen Zutaten pürieren.

Tod durch Getreideverzehr?

Dr. med. Dr. Dr. Karl Probst behauptet in einem Bericht in »natürlich leben«, Februar 2010, unter anderem, dass »die meisten Menschen, in Unkenntnis der tatsächlichen Schädlichkeit der Getreideprodukte, sich fortlaufend schleichend schädigen und schließlich umbringen«.

Ursache seien Weizenkeim-Agglutinine, welche chronische Entzündungen im ganzen Körper auslösen können.

Probst: »WGA kommen in besonders hoher Konzentration in Weizenkeimlingen vor, die sich ja auch bei Rohköstlern besonderer Beliebtheit erfreuen … Es kann nicht genug betont werden, dass jegliches Getreide, vor allem Vollkornmüsli und auch gekeimtes Getreide, aufgrund der hohen WGA-Konzentration gesundheitsschädlich ist.«

(WGA = wheat germ agglutinin)

An anderer Stelle führt Probst aus: »Daher wird verständlich, warum in allen Bevölkerungen, deren Hauptnahrungsmittel auf Getreide basiert, degenerative Erkrankungen aller Art endemisch auftreten.«

Als Beispiel für die schädlichen Auswirkungen des Getreidekonsums nennt Probst Südkorea. Dort wurden »die Ernährungsgewohnheiten der US-amerikanischen Besatzungsmacht übernommen mit schwerpunktmäßigem Getreidekonsum, mit der Folge einer dramatischen Verschlechterung der Gesundheit und der Lebensqualität der Südkoreaner.« Weiterhin spricht Probst davon, dass WGA-Lektine unverdaulich seien und »für die Pflanzen einen wirksamen Fraßschutz« darstellen. »Die Insekten«, so Probst, »verschmähen die gefährliche Kost, der Mensch jedoch vergiftet sich langsam aber sicher mit diesen Proteoglykanen und bezahlt für seine Gaumengelüste mit vorzeitigem Verlust seiner Gesundheit.«

Andere abstruse Beispiele lässt er folgen:

»Gerade in Bolivien kann man sehr gut beobachten, wie die Umstellung der Hochlandindianer von Quinua und Coca auf die von den US-Kolonialherren hierher gebrachtem Getreide und Coca Cola zu einem rapiden Verfall der Gesundheit führten.«

WGA bezeichnet Probst als Nervengift. Sie verursachen nach seiner Auffassung »Entzündungen, breiige Stühle, MS, Autoimmunerkrankungen wie Asthma, Neurodermitis, Lupus, Rheuma und dergleichen mehr, ebenso degenerative Erkrankungen wie koronare Herzkrankheiten, kardiotoxische Wirkungen, das heißt eine direkte Giftwirkung auf den Herzmuskel, Störungen der Blutgerinnung, Arthrose, Schmerzzustände aller Art … sowie sogar die Möglichkeit einer Veränderung des Erbguts.«

Fazit: Fast alle Krankheiten entstehen – so Probst – durch den Verzehr von Getreide.

Widersprüchliche Aussagen

Der Verfasser verwickelt sich in Widersprüche und nicht nachvollziehbare Aussagen. Mit keinem Wort differenziert er zwischen Auszugsmehl und Vollkornmehl. Von Auszugsmehl wird mengenmäßig sehr viel mehr verzehrt als von Vollkornmehl, also auch ein höherer Anteil an WGA.

Lektine, dazu gehören auch WGA, sind spezifische Eiweißkörper. Sie sind also den Proteinen zuzuordnen. Sie kommen nicht nur im Getreide vor, sondern zum Beispiel auch in Hülsenfrüchten, Erdnüssen, Tomaten, Kartoffeln. Durch Erhitzung verlieren sie ihre Wirksamkeit (nach Meier-Ploeger werden sie zerstört). Beim Keimvorgang werden Lektine zu siebzig bis achtzig Prozent abgebaut. Worin besteht also dann noch die Gefahr?

Beispiel Korea

Probst erwähnt Korea als Beispiel des gesundheitlichen Niedergangs durch WGA. Er berücksichtigt mit keiner Zeile die Teilung in Nord- und Südkorea nach den Beschlüssen der Jalta-Konferenz und nach dem Zusammenbruch Japans (1945). Sowjetische Truppen besetzten Nordkorea, amerikanische Truppen Südkorea. Die Ernährungsgewohnheiten der Amerikaner bestanden – was das Getreide betrifft – aus Auszugsmehlprodukten. Das Auszugsmehl wurde von Amerika bereits nach der Erfindung der Sulzbergermühle durch den Schweizer Ingenieur Sulzberger mit Hallo begrüßt, übernommen und dank abgeschlossener Patentverträge ab circa 1875 weltweit verbreitet.

s. Sulzberger Mühle S. 15

Wie es um den Gesundheitszustand der Amerikaner bestellt war, zeigte deutlich der Vietnamkrieg: »Von 300 im Vietnamkrieg gefallenen amerikanischen Soldaten im Durchschnittsalter von 27 Jahren wiesen 77 Prozent Merkmale einer Arteriosklerose auf. Früher fanden sich bei Sektionen Gleichaltriger niemals derartige Veränderungen. In den USA fanden Kardiologen 1990 bei jedem dritten Kind Ablagerungen an den Gefäßwänden – schon im Alter von unter fünf Jahren.« (M.O. Bruker, Unsere Nahrung – unser Schicksal)

Die Nachteile durch den Verzehr von Stärke – um nichts anderes handelt es sich beim Auszugsmehl – sind über Jahrzehnte hinreichend belegt. Die gesundheitliche Besserung von ernährungsbedingten Zivilisationskrankheiten durch vitalstoffreiche Vollwertkost mit einem Anteil Vollgetreide sind ebenfalls wissenschaftlich nachgewiesen.

Beispiel Bolivien

Bolivien dient Probst als weiterer Beleg für den rapiden Gesundheitsverfall der Bevölkerung. Wenn Hochlandindianer von ihrer seit Generationen vertrauten gesund erhaltenden »Urnahrung« auf minderwertiges Auszugsmehl und Coca Cola gesetzt werden, ist die Mangelernährung mit all ihren negativen Folgen vorprogrammiert. Diese logische Schlussfolgerung zieht Probst jedoch nicht, sondern beißt sich an den WGA fest.

Fraßschutz

Zu guter Letzt muss noch der »Fraßschutz« der Pflanzen herhalten, der den »alten« Lesern aus unseren früheren Stellungnahmen in der Zeitschrift »Der Gesundheitsberater« (1999 und 2002) bekannt ist. Der russische Forscher Tokin bezeichnete bereits 1928 verschiedene Wirkstoffe in Pflanzen – also auch im Getreide – als Phytonzide. Dieser Selbstschutz der Pflanzen vor dem Gefressenwerden durch Insekten und Vögel ist nur die eine (unbedeutende) Seite. Nach Tokin ist der positive Einfluss der Phytonzide auf regenerative Prozesse des Organismus bedeutend. So hemmen diese biologischen Wirkstoffe in ihrem Zusammenspiel – und dazu gehören unter anderem auch Lektine und Phytine – das Wachstum pathogener (krankmachender) Bakterien, Pilze, Protozoen, aber auch von Viren. Sie stimulieren die Abwehrkräfte des Organismus gegen eindringende Krankheitskeime. Sie wirken vorbeugend gegen Infektionen.

Kulturgetreide

Kulturgetreide gibt es bereits seit über 20000 Jahren. Der Spiegel berichtete am 19.7.2004, dass israelische Forscher am Ufer des Sees Genezareth auf ein Steinzeitlager stießen. Seit rund 23 000 Jahren liegen dort, so das Nachrichtenmagazin, »Unmengen von Weizen- und Gerstenkörnern, dazu die Spuren von Himbeeren, Feigen und Mandeln. Aus diesen Funden ergibt sich eine erstaunliche Neudatierung: Schon 12 000 Jahre vor dem bislang vermuteten Beginn des systematischen Anbaus im Nahen Osten war Körnerkost für die Frühmenschen eine Art Grundnahrungsmittel.«

Masada

Masada, ein Felsplateau am Toten Meer, von Herodes d. Gr. 36–30 v. Chr. ausgebaut, war der letzte Stützpunkt der Juden im Krieg gegen Rom. Sie leisteten von dort oben nach dem Fall von Jerusalem 70 n. Chr. den Römern drei Jahre lang erbitterten Widerstand. Dann wurde die Festung eingenommen. Die Eroberer fanden nur sieben Überlebende, alle anderen waren freiwillig in den Tod gegangen.

1963–1965 wurden unter der Leitung von Y. Yadin Ausgrabungen vorgenommen und ein Großteil der Gebäude freigelegt. Es ist bewiesen, dass die Menschen dort oben drei Jahre mit Weizen, Trockenfrüchten und Nüssen sowie in Zisternen gesammeltem Regenwasser lebten und gesund waren.

Gomser Tal

Der Zahnarzt Adolf Roos (1888–1974) belegte im letzten Jahrhundert über drei Jahrzehnte den Gesundheitsverfall der Bewohner im Gomser Tal, Schweiz. Innerhalb eines Vierteljahrhunderts gingen die Gesundheit und hohe Lebenserwartung aller Bewohner durch die Einfuhr der Industrienahrung zurück. Nach einem weiteren Vierteljahrhundert wiederholte Roos die Untersuchungen. Seine Darstellungen zeigen auf Schritt und Tritt den rapiden Verfall der Gesundheit. Die moderne Kost (Auszugsmehl und Fabrikzucker) waren die Hauptübeltäter.

Diese handfesten Belege könnten endlos fortgesetzt werden.

Südseeinsel Nauro

Dr. Mathias Jung

Alarm auf der idyllischen Südseeinsel Nauro. Der kleinste Inselstaat auf dem Globus leidet unter einer der höchsten Fettleibigkeits- und Diabetesraten weltweit. Bis Mitte der Fünfzigerjahre des letzten Jahrhunderts kannten die Einheimischen keine Zivilisationskrankheiten. Dann entdeckten sie die Ausbeutung der Phosphatlager – den Abbau gewaltiger Mengen von Vogelkot, der sich an den Küsten abgelagert hatte. Jährlich baggerten die geschäftstüchtigen Insulaner gut zwei Millionen Tonnen Phosphat aus und exportierten sie. Die Insel degenerierte dabei zu einer kargen Mondlandschaft.

Der hochwertige Seevogelkot Guano garantierte unter seinem weltberühmten Firmennamen Nauruit den Insulanern ein Leben voller Überfluss. Keiner musste schwer arbeiten, keiner Steuern zahlen, die medizinische Behandlung war kostenlos. Jeder Nauroer besaß im Schnitt drei Autos – für dreißig Kilometer Straße! – und ein Motorboot. Der Reichtum wurde unermesslich. Die Insulaner ernährten sich nicht mehr vom eigenen Landbau, sondern strömten in die neu errichteten Supermärkte. Sie griffen gierig nach Fast Food und Coca-Cola. Fazit: Das nunmehr steinreiche Inselvolk wurde übergewichtig und zuckerkrank. Tragische Pointe am Rande: Inzwischen sind die Phosphatlager erschöpft. Die Menschen können sich nicht mehr selbst ernähren. Das Land mit dem einst höchsten Pro-Kopf-Einkommen der Welt steht vor dem Bankrott. Von der Südsee-Idylle zur Mondlandschaft – Profitgier und denaturierte, also »entnatürlichte« Zivilisationskost verursachten eine ökologische Katastrophe des Landes und der Leiber.

Neu ist dieser fatale Mechanismus von Manchester-Kapitalismus, Fabriknahrungsmitteln und Gesundheitsverfall nicht. Der deutsche Publizist Albert von Haller hat ihn in seinem Best- und Longseller *Gefährdete Menschheit* bereits in den 60er-Jahren beschrieben. Er zitierte ausführlich und für die deutsche Öffentlichkeit zum ersten Mal die Forschungsergebnisse des amerikanischen Zahnarztes Weston Price. Dieser hatte auf seinen Forschungsreisen rund um die Welt dokumentiert, dass sogenannte primitive Völker in Folge von Kolonialisierung und Industrialisierung – und damit der Einführung der ungesunden Zivilisationskost – im Verlauf von etwa dreißig Jahren einen rapiden Gebissverfall erlitten. Der Zustand der Zähne war und ist zugleich das äußerliche und leicht erkennbare Indiz für einen verschlechterten körperlichen Gesamtzustand.

Dr. Max Otto Bruker, deutscher Ernährungspionier, Ganzheitsarzt und Kliniker, warnte ebenfalls bereits in den 60er Jahren in seinem Standardwerk *Unsere Nahrung – unser Schicksal* (ehemals: *Schicksal aus der Küche*), das bis heute über eine Million Mal verkauft wurde, vor dem Supergau der krankmachenden Industrienahrung.

Wo immer man hinschaut, grassiert im globalen Maßstab die Volkskrankheit Übergewicht. Nicht nur in Nauro ist fast jeder zweite Bewohner zuckerkrank. Vergleichbares ereignete sich auf Okinawa. Früher galt die japanische Insel als das Paradies der Langlebigen. Sie kannten kaum Herzkrankheiten, Brust- oder Prostatakrebs, Arthrose, Rheuma und Diabetes. Das wundert nicht, denn die alten Inselbewohner waren schlank, weil sie sich vor allem von Gemüse, Früchten, ungeschältem Reis und etwas Fisch ernährten. Die junge Generation liebt es inzwischen nordamerikanisch: Junk-Food, bis der Arzt kommt. Auf Okinawa gibt es mittlerweile mehr Hamburger-Restaurants als in Tokio. Prompt leiden denn auch die jüngeren bis mittelalten Männer und Frauen unter Herz- und Kreislauferkrankungen, Zahnverfall und Zuckerkrankheit; ihre Lebenserwartung ist gesunken. Auch in China greift in den Städten, im Gegensatz zum Lande, die industrielle Ernährung durch Convenience-Food mit Fabrikzucker und Auszugsmehl um sich; Fettleibigkeit und Krankenstand erhöhen sich dramatisch. McDonald's ist »modern«.

Im amerikanischen Reservat der Pima-Indianer in Arizona verteilt die Regierung an die armen Familien riesige Kartons mit Fabriknahrungsmitteln und Milchpulver. Sie verdrängt damit die traditionelle natürliche Ernährung. Die Menschen nehmen körperlich gleichsam im Zeitraffer zu – inzwischen

Quelle: Übergewicht. Der Kampf mit dem eigenen Körper, emu-Verlag.

sind bereits zwei von drei Pima extrem fett. Als Folge entstehen, neben der Hauptgeißel Diabetes, die üblichen ernährungsbedingten Zivilisationskrankheiten.

Fragwürdige Studien

Dr. Probst führt mehrere Studien an. Doch Studien sind nur so gut wie die Interessen der Auftraggeber. Wer aber kann glaubwürdige, seriöse Studien finanzieren? Die von Probst genannten Studien lassen diese Frage offen. Die FAZ berichtet auf der Seite »Natur und Wissenschaft« am 5. Mai 2010: »Es gibt inzwischen zahlreiche und unzweifelhafte Belege, dass die pharmazeutische Industrie als Geldgeber erheblichen Einfluss nimmt, wenn Wirksamkeit und Nebenwirkungen von Medikamenten in angeblich wissenschaftlich-objektiven Studien überprüft werden. Dazu zählt beispielsweise der Umstand, dass missliebige Ergebnisse erst gar nicht veröffentlicht werden. Das Verschweigen betrifft teilweise mehr als die Hälfte der von Arzneimittelherstellern finanzierten Studien. Zudem fällen Studien, die von der Industrie gesponsert sind, häufiger ein günstigeres Urteil über das zu testende Arzneimittel als unabhängig finanzierte Untersuchungen. … Richard Smith kann es sich als langjähriger Herausgeber des unverdächtigen *British Medical Journal* leisten, auf diese Verquickung hinzuweisen. Er bezeichnete manche Fachzeitschriften gar als verlängerten Arm der Marketingabteilungen pharmazeutischer Unternehmen. Daher stammt die Forderung, dass nicht nur Mediziner ihre Beziehungen zur Industrie offen legen müssten, sondern auch die Organe, die ihre Studien abdrucken.«

Was die Pharmalobby kann, können die Nahrungskonzerne allemal. Wir raten Ihnen, zumindest das Standardwerk »Unsere Nahrung – unser Schicksal« von M.O. Bruker zu lesen und zu beherzigen. Seine Aussagen haben sich nach jahrzehntelanger exakter Beobachtung am Patienten bestätigt. Er war ein unbeirrbarer, unbestechlicher, geradliniger Arzt. Auf Modetrends im Bereich der Ernährung ließ er sich nicht ein. Für den verantwortungsvollen Klinikchef galten jahrzehntelange Erfahrungen an zehntausenden Patienten.

Weizenallergie

von Dr. med. Jürgen Birmanns

Bei mir wurde durch einen Test eine Allergie auf Weizen festgestellt. Muss ich nun mein Leben lang auf Weizen verzichten?
Wenn Sie sich grundsätzlich mit den Ursachen des Allergie-Problems befassen, werden Sie erkennen, dass man nicht ein einzelnes Lebensmittel für Ihre Beschwerden verantwortlich machen kann. Leider berichten Sie nicht, wie sich die »Weizen-Allergie« äußert beziehungsweise unter welchen Symptomen Sie leiden.

Der Begriff Allergie bezeichnet eine veränderte Reaktionslage des Organismus gegenüber bestimmten Antigenen (Allergenen), das heißt, der Organismus reagiert anders auf diese Stoffe als unter normalen Bedingungen. Prinzipiell kann es sich dabei um eine verstärkte (hypererge), abgeschwächte (hyperge) oder fehlende (anerge) Reaktion handeln. Vereinfachend wird die Bezeichnung Allergie jedoch nur noch im Sinne der Hyperergie (Überempfindlichkeitsreaktion) benutzt.

20–35 Prozent der bundesdeutschen Bevölkerung (mit steigender Tendenz) leiden unter Allergien. Damit gehören die Allergien zu den häufigsten Erkrankungen in Ländern mit hohem Lebensstandard. Ihre Bedeutung in sogenannten »Entwicklungsländern« ist hingegen gering.

Von Dr. M. O. Bruker lernte ich, dass ein Untersucher, der testet, an der Grenze seines Wissens angelangt ist; das heißt ohne Test weiß er nicht weiter. Wer einen Test zur Erklärung einer Krankheit heranzieht, der zeigt damit indirekt, dass er die Krankheit nicht zu heilen versteht. Allergien sind jedoch heilbar, wenn man die Ursachen abstellt.

Das Wort »Allergie« ist im strengen Sinne gar keine ausreichende Diagnose. Tatsächlich meinen die meisten Patienten, mit der Feststellung einer »Allergie« sei die Ursache erkannt. Die Diagnose »Allergie« ist sehr häufig eine »Lückenbüßerdiagnose« dafür, dass die echten Ursachen der krankhaften

Störung nicht erkannt sind. Der Begriff »Allergie« ist relativ nichtssagend, denn damit, dass festgestellt wird, dass ein Mensch anders reagiert als die Norm, ist keine große Weisheit verkündigt. Jede Allergie hat Ursachen.

Die allergische Reaktion ist erworben und stellt nur ein Symptom dar. Die Entstehung der sogenannten Allergie benötigt längere Zeit, das heißt, bevor Sie krank wurden, gab es ja eine Zeit in Ihrem Leben, in der Sie nach dem Verzehr von Weizen nicht »allergisch« reagierten. Nur wenn Sie die Ursachen der krankhaften Störung im Eiweiß-Stoffwechsel (Antigen-Antikörper-Reaktion) berücksichtigen, besteht Aussicht auf Heilungserfolg.

Die Lösung Ihres Allergieproblems liegt in der Entlastung des Eiweißstoffwechsels. Diese erlangen Sie durch Vermeidung der Tiereiweißprodukte (Fleisch, Wurst, Fisch, Quark, Eier, Käse, Milch und Joghurt). Eine vitalstoffreiche Vollwerternährung ohne tierisches Eiweiß stellt die Basistherapie aller allergischen Phänomene dar. Die Hauptursache für Allergien liegt in übermäßiger Zufuhr von tierischem Eiweiß und im

Vitalstoffmangel. Die außerordentlich starke Zunahme der allergischen Erkrankungen in den Industrienationen geht parallel mit der Steigerung des Tiereiweißkonsums in den letzten Jahrzehnten. Meidet der betroffene »Allergiker« über längere Zeit tierisches Eiweiß und hält er eine Vollwertkost nach den Richtlinien Dr. M. O. Brukers ein, so verschwinden die lästigen Symptome. Dies gilt für alle sogenannten Allergien, Asthma bronchiale (Asthma hat auch eine lebensbedingte Komponete), Ekzeme (Hautausschläge) und Heuschnupfen.

Der Verzicht auf Weizen führt nicht zur Heilung Ihrer Erkrankung. Im Gegenteil, die Erfahrung zeigt, dass im Laufe der Zeit immer mehr Lebensmittel gemieden werden, auf die der Patient angeblich laut Testung allergisch reagiert. Die Belastung des Eiweißstoffwechsels wird damit nicht behoben. Die Auslassdiät führt sogar zu einem weiteren Vitalstoffdefizit mit Nachteilen für die Gesundheit.

Ein wichtiger Hinweis sei zum Schluss erlaubt: Viele Patienten glauben, sie hätten eine Allergie auf ein bestimmtes Lebensmittel, wenn sie dieses nicht vertragen. Die Unverträglichkeit einer Speise hat jedoch nichts mit Allergie zu tun. Es kann eine krankhafte Störung der Verdauungsorgane vorliegen. Besonders Magen-Darm-Empfindliche vertragen das Vollgetreide nicht, solange sie noch Säfte, eingemachtes, gekochtes Obst oder Trockenfrüchte zu sich nehmen. Auch Fabrikzucker (Saccharose, weißer Haushaltszucker) und andere Fabrikzuckerarten machen die Vollwertkost unbekömmlich und führen zu Unpässlichkeiten.

Machen uns Müsli, Brot und Nudeln krank?

Eine Stellungnahme von Dr. med. Jürgen Birmanns und Ilse Gutjahr-Jung

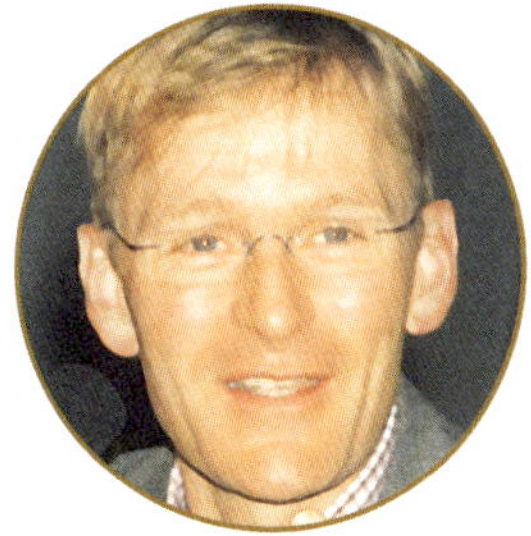

Dr. med. Jürgen Birmanns

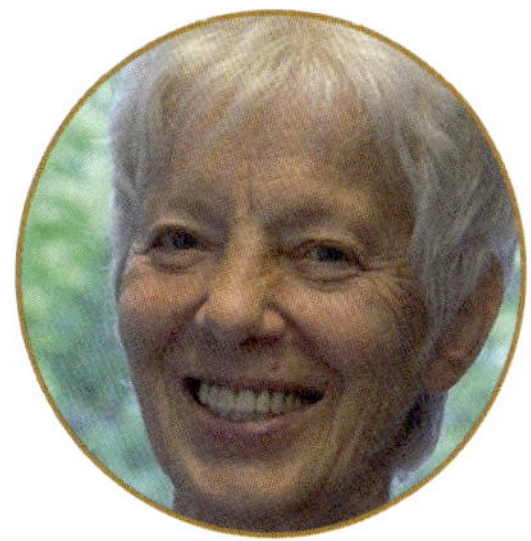

Ilse Gutjahr

So lautete die Überschrift eines Interviews in der Zeitschrift »Der Naturarzt« 1/2007.

Der Befragte ist Dr. med. Axel Bolland.

Seine Ansichten sind ein Meisterstück für eine am Gesundheitshorizont aufgehende neue Welle. Bolland will bewiesen haben, dass 80 Prozent der deutschen Bevölkerung durch den Verzehr glutenhaltigen Getreides, besonders Weizen, erkranken. Er kam durch das »Heilfasten« auf die Idee, alle Patienten glutenfrei zu ernähren (Gluten = Klebereiweiß im Getreide). Wir können uns nicht zu allen Aussagen äußern, möchten aber einige gravierende Punkte herausgreifen.

DR. BOLLAND: *Da stellte sich mir die Frage: Warum ging und geht es den Menschen dabei (Heilfasten) meist so gut – und anschließend bei Rückfall in die alte Ernährung wieder schlechter? So sind wir auf die glutenfreie Kost gekommen.*

ANTWORT DER GESELLSCHAFT FÜR GESUNDHEITSBERATUNG GGB: Fasten ist nur sinnvoll, wenn nach dem Fastenbrechen »die alte Ernährung« mit all ihren Fehlern nicht wieder aufgenommen wird. Die Fehler liegen nicht im Gluten, sondern in der vitalstoffarmen fabrikatorischen Zivilisationskost, die vorwiegend gekennzeichnet ist durch isolierte Auszugsmehle und Fabrikzuckerarten. Es fehlt ihm der Vitalstoffkomplex mit lebensnotwendigen Vitaminen.

DR. B.: *Bei der Gluten-Intoleranz* (im Gegensatz zur Zöliakie, die Red.) *gibt es kein einheitliches Krankheitsbild. Doch die Beteiligung von Gluten als Ursache lässt sich leicht durch eine Auslassdiät beweisen.*

GGB: Zöliakie ist gekennzeichnet durch Atrophie der Darmzotten. Die von Dr. Bolland als Gluten-Intoleranz bezeichneten Symptome bieten kein diagnostisch gesichertes Krankheitsbild.

In der ärztlichen Sprechstunde im Bruker-Haus berichten zahlreiche Patienten, allein mit einer glutenfreien Kost könne ihnen geholfen werden. Im ausführlichen Gespräch und der Anamnese zeigt sich dann ausnahmslos, dass a) die Ernährung nicht vollwertig durchgeführt wird, also auch keine umfassenden Kenntnisse über das von Dr. M.O. Bruker bewiesene Verträglichkeitsproblem vorliegen, und b) ungelöste Lebensprobleme oftmals ausschlaggebend sind.

DR. B. auf die Frage des Interviewers, warum die Menschen Jahrhunderte unbeschadet Weizen gegessen haben: *Die Mengen an Gluten, wie heute üblich, haben unsere Vorfahren nicht aufgenommen. Früher, im Mittelalter und zu Beginn der Neuzeit, wurde viel Hirse- und Gerstenbrei gegessen … Danach kam die Kartoffel … Der Weizen hat sich erst ziemlich* *spät durchgesetzt …* Bolland führt die Entwicklung der letzten fünfzig Jahre an: *Ich habe 1972 die erste Pizza gegessen … Heute ist die Pizza allgegenwärtig. Ganz zu schweigen davon, dass Gluten ja heute als Klebestoff, Konsistenzhilfe, Gelier- und Bindemittel in unwahrscheinlich vielen industriellen Lebensmitteln steckt.*

GGB: Aus dem engen Blickwinkel des Uninformierten gesehen hat Dr. Bolland recht. Weizen hat hier in unserem Land bei üblichen Verzehrsgewohnheiten andere Getreidearten wie Gerste, Hirse, Roggen und Buchweizen (Knöterichgewächs) überholt. Aber hatten denn die alten Ägypter auch schon Gluten-Intoleranz? Wohl kaum. Litten die alten Griechen darunter? Ebenfalls nicht. Seit 6000 Jahren gibt es Brot, in Ägypten, der Kornkammer des Weizens, »erfunden«. Im Jahr 2004 entdeckten israelische Forscher am Ufer des See Genezareth in einem Steinzeitlager Unmengen von Weizen und Gerste – dazu noch Reste von Früchten und Mandeln –, die dort seit rund 23 000 Jahren lagen. Doch wohl nicht zur Dekoration, sondern als Beweis der natürlichen Ernährungsgrundlage unserer Vorfahren.

Dagegen gibt es den massiven Einbruch in dieses natürliche Ernährungsverhalten erst seit Ende des 19. Jahrhunderts. Um 1875 entwickelte ein Schweizer die Sulzberger Mühle. Die erste Walzenmühle, die in einem Arbeitsgang die wertvollen Randschichten und den Keim des Getreides entfernte. Das nackte glutenhaltige Auszugsmehl galt als Fortschritt. Alle wertvollen Bestandteile entzog man also der menschlichen Ernährung und verfütterte sie ans liebe Vieh.

Unverständlich ist, dass Dr. Bolland die negative Entwicklung der letzten 50 Jahre im »Pizzabereich« bemerkt, aber keine Schlussfolgerung für die Therapie daraus zieht, sondern am Klebereiweiß im Weizen hängen bleibt.

DR. B. auf die Frage, ob Glutenintoleranz auf den Verzehr von zu viel Fleisch, Zucker usw. zurückzuführen sei: *Die Unverträglichkeit beruht auf einer Veranlagung, so dass die mangelnde Toleranz gegenüber Gluten lebenslang besteht.*

GGB: Diese Aussage erinnert an die übliche Beratung der Diabetes-Patienten. Auch ihnen wird gesagt, die Krankheit sei genetisch bedingt. Es wird der Anschein erweckt, als könnten sie nichts gegen diese Krankheit unternehmen und seien ihr schicksalshaft ausgesetzt

Der Diabetiker muss seine Ernährungsgewohnheiten ändern und kann – je nach Ausgangslage – allein mit vollwertiger Ernährung zurechtkommen oder mit veränderter Medikation. Aber die Ernährung ist die Basis, denn die Ursache der Erkrankung ist die vorausgegangene Fehlernährung.

Bei einer vitalstoffreichen Vollwertkost gibt es keine Glutenunverträglichkeit. Ausnahmen bilden die ausgeprägten Krankheitsbilder Zöliakie und Sprue, die diagnostisch nachweisbar sind. (s. M.O. Bruker, Zöliakie, Kleinschrift Nr. 26, emu-Verlag). Selbstverständlich müssen die betroffenen Zöliakie-Patienten glutenhaltiges Getreide (zunächst) meiden. Die individuelle Behandlung ist unerlässlich. Basis ist jedoch die vitalstoffreiche Vollwertkost.

DR.B. auf die Frage des Interviewers, ob die Bruker-Anhänger alle auf einem Holzweg wandeln: *Ich bestreite nicht, dass eine Anzahl von Menschen von der Bruker-Kost profitiert haben. Andererseits sind viele von den Patienten, die zu uns kommen, geprägt durch diese Vollwertlehren. Sie haben jahrelang versucht, mit Frischkornbrei, Vollkornbrot und viel Gemüse und Obst zu leben – und es geht ihnen dennoch nicht gut! Wir konnten bei vielen von ihnen sogar einen Mangel an B-Vitaminen nachweisen, was aufgrund der Nahrungszusammensetzung eigentlich unlogisch ist, es sei denn, man weiß, dass es durch die glutenbedingte Darmirritation zur Mangelaufnahme kommt.*

GGB: Nicht nur eine Anzahl von Menschen haben von der »Bruker-Kost« gesundheitlich profitiert, sondern Zehntausende Patienten.

Ein Lehrsatz von Dr. M. O. Bruker lautete, nicht alles zu glauben, was Patienten und Vollwertköstler vortragen, sondern genau zu hinterfragen. Dabei stellt sich ganz schnell heraus, dass die Durchführung der Vollwertkost von vielen »nur weitgehend« betrieben wird. Weitgehend geht aber nicht weit genug – besonders nicht bei dem, der Beschwerden hat. In diesem Fall sind besonders die Störenfriede zu meiden. Dieses sogenannte Verträglichkeitsproblem war die große Entdeckung von Dr. M. O. Bruker, durchgeführt und belegt über Jahrzehnte im klinischen Bereich.

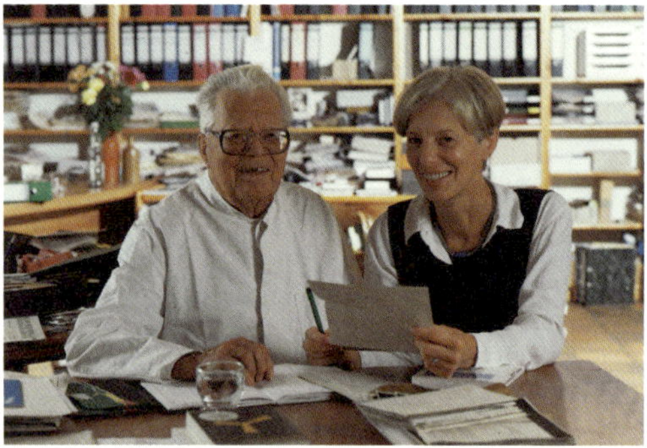

Das Beschwerdebild der ernährungsbedingten Störungen ändert sich nur, wenn der Patient konsequent alle Fabrikzuckerarten, Säfte (auch frisch gepresste), gekochtes Obst (also auch Obstkuchen), Trockenfrüchte, Bohnenkaffee, Getreidekaffee, Kakao, grünen und schwarzen Tee meidet. Auch der Honig ist in den ersten Wochen strikt zu meiden, obwohl er eine natürliche Süße darstellt. Durch den konzentrierten Zuckergehalt kann er bei den Empfindlichen im Rahmen der vollwertigen Ernährung zu Unverträglichkeiten führen. Immer wieder erleben wir das Erstaunen der Patienten, wenn diese »Störenfriede« aufgezählt werden. Es könnte noch vieles ergänzend erwähnt werden, zum Beispiel dass der Empfindliche jede Mahlzeit mit einer Frischkost beginnen sollte, aber nach dem gekochten Anteil nicht noch einmal Frischkost (zum Beispiel Obst) als Nachspeise wählen sollte. Dies kann ebenfalls zu Beschwerden führen.

Ein Mangel an B-Vitaminen ist bei einer vollwertigen Ernährung ausgeschlossen. Wenn ein Patient so schwer erkrankt ist, dass eine Störung im Vitaminhaushalt vorlicgt, ist dringend eine individuelle Therapie angezeigt. Basis ist wiederum die vitalstoffreiche Vollwertkost und entsprechende arzneiliche Verordnung.

Fazit: Bei der sogenannten Gluten-Intoleranz handelt es sich offensichtlich um eine Modewelle, die auf äußerst lukrative Art den Markt mit Nahrungspräparaten, kostspieligen Tests, teuren Klinikaufenthalten und fragwürdigen Behandlungsmethoden erobert. Die Zusammenarbeit von Dr. Bolland mit den Herstellern glutenfreier Nahrungsprodukte und Laboren ist offensichtlich. Nach der Nahrungsergänzungsmittel-Welle nun die Gluten-Welle? Nein danke!

Da informieren wir uns doch lieber genau und halten uns an das seit Jahrtausenden bewährte Schrot und Korn.

Quelle:
DER GESUNDHEITSBERATER
Februar 2007

Liebe Leserin, lieber Leser,

es gibt zahlreiche weitere Fragen, die im Hinblick auf den Frischkornbrei immer wieder an uns herangetragen werden. Das wird auch in Zukunft so bleiben. Die wesentlichen haben wir Ihnen zusammengestellt.

Das Fixieren und Starren auf einzelne Bestandteile der Nahrung führt in die Sackgasse. »Selbst mit dem Aufgebot modernster Verfahren verbleibt auch heute noch ein Rest von fast drei Prozent unbekannter Inhaltsstoffe im Getreidekorn« (B. Thomas). Das trifft in ähnlicher Form auch auf andere Lebensmittel zu. Es sind noch nicht alle lebensnotwendigen Stoffe bekannt, aber die wesentlichen.

Die »Wissenschaft« sucht ständig nach neuen Möglichkeiten der »Verbesserung« der Lebensmittel. Nestlé und andere Multikonzerne träumen von der perfekten, manipulierten Nahrung für alle Menschen. Wirtschaftlich sicher ein Gewinn, aber in der Zielsetzung eine Utopie, ja geradezu eine Horrorvorstellung. Die negativen Folgen der Fabriknahrungsmittel können wir an der steigenden Kostenlawine im Gesundheitswesen ablesen.

Die Verantwortung, etwas zu tun, liegt bei Ihnen, liebe Leser. Sie haben mit diesem Buch das notwendige Wissen an der Hand. Sie können es nun in die Praxis umsetzen.

Viel Erfolg und guten Appetit!

Ilse Gutjahr

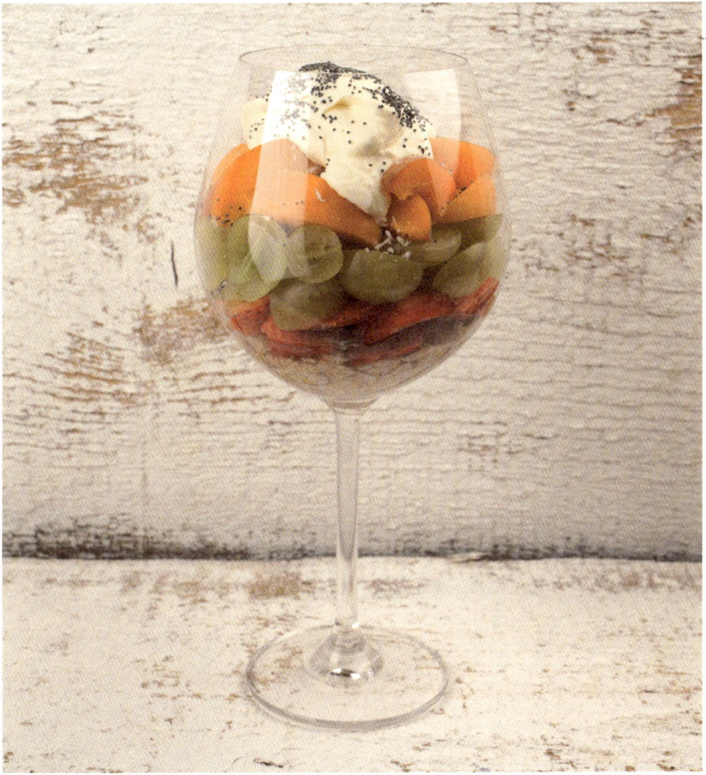

… machen Sie sich Ihren »Frischkorn-Cocktail« selber …

jeden Tag!

Lebensleiter

Ein Mensch gelangt, mit Müh und Not,
Vom Nichts zum ersten Stückchen Brot.
Vom Brot zur Wurst geht's dann schon besser,
Der Mensch entwickelt sich zum Fresser.
Und sitzt nun, scheinbar ohne Kummer
Als reicher Mann bei Sekt und Hummer,
Doch sieh, zu Ende ist die Leiter:
Vom Hummer aus geht's nicht mehr weiter.
Beim Brot, so meint er, war das Glück,
Doch findet er nicht mehr zurück.

Eugen Roth

Ein Verlag, ein Haus, eine Philosophie.

Millionen Bundesbürger kennen den kämpferischen Ganzheitsarzt Dr. Max Otto Bruker (1909–2001) aus dem Fernsehen, aus Vorträgen, durch den „Mundfunk" überzeugter Patienten. Vor allem lesen sie aber die rund 30 Bücher des schwäbischen Humanisten und Seelenarztes. Mit einer Gesamtauflage von mehreren Millionen Exemplaren ist Max Otto Bruker der wohl bedeutendste medizinische Erfolgsautor im deutschsprachigen Raum. Der – in der Nachfolge des Schweizer Reformarztes Bircher-Benner scherzhaft „Deutschlands Vollwertpapst" genannte – Massenaufklärer, langjährige Klinikchef und Ernährungsspezialist lehrt zwei fundamentale Erkenntnisse Patienten wie Gesunden: Der Mensch wird krank, weil er sich falsch ernährt. Der Mensch wird krank, weil er falsch lebt.

Hinter den Erfolgstiteln des emu-Verlages steht ein bedeutender Forscher und Arzt, eine Bewegung, ein Haus und tausende Schülerinnen und Schüler. 1994 wurde das „Dr.-Max-Otto-Bruker-Haus", das Zentrum für Gesundheit und ganzheitliche Lebensweise, auf der Lahnhöhe in Lahnstein bei Koblenz bezogen. Es stellt die äußere Krönung des Brukerschen Lebenswerkes dar: Der lichte Bau mit seinem Grasdach, den Sonnenkollektoren, seinen Seminarräumen, dem Foyer mit der Glaskuppel, 18 biologischen Gäste-Appartements, dem wunderschönen Brukergarten mit Kneippanlage, Raum der Stille, Naturwald und dem Lehrpfad sind als Treffpunkt für all jene konzipiert, denen körperliche und seelische Gesundheit, ökologische und spirituelle Harmonie Herzensbedürfnis und Sehnsucht sind.

Hinter dem eleganten Halbmondkorpus mit dem markanten Grasdach verbirgt sich eine Begegnungsstätte für Gesundheitsbewusste, Seminarteilnehmer, Trost-, Ruhe- und Anregungsbedürftige.

Feste Termine:

Jeden Montag, 19.00 Uhr: Gesprächskreis Lebenskrisen mit Hassan El Khomri, Psychologischer Psychotherapeut
Jeden Dienstag, 18.30 Uhr: Vortrag Dr. phil. Mathias Jung (Lebenshilfe und Philosophie)
Jeden Mittwoch, 10.30 Uhr: Fragestunde mit Dr. med. Jürgen Birmanns (Ärztlicher Rat aus ganzheitlicher Sicht)

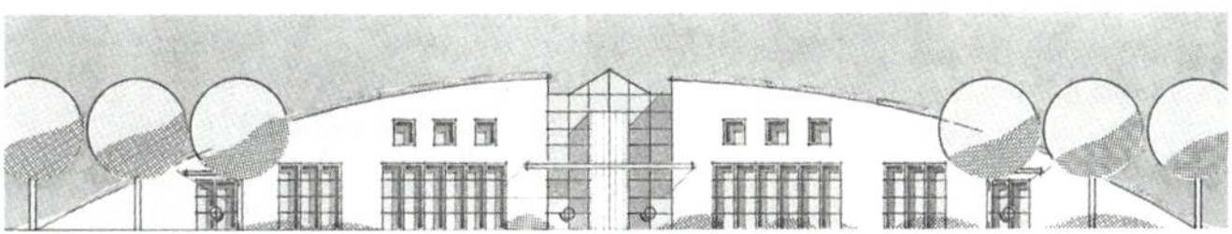

Das Dr.-Max-Otto-Bruker-Haus

Ausbildung Gesundheitsberater/in GGB
Lebensberatung/Frauen-, Männer- und Paargruppen

Die vitalstoffreiche Vollwertkost hat ihre Verbreitung, auch im klinischen Bereich, durch die unermüdliche Information und praktische Durchführung von Dr. M. O. Bruker gefunden. Um die Erkenntnisse gesunder Lebensführung und die durch falsche Ernährung provozierte Krankheitslawine ins öffentliche Bewusstsein zu rücken, bildet die von ihm 1978 gegründete „Gesellschaft für Gesundheitsberatung GGB e.V." ärztlich geprüfte Gesundheitsberater/-innen GGB aus. Über 5700 Frauen und Männer haben bislang die berufsbegleitende Ausbildung bestanden und wirken in Volkshochschulen, Bioläden, Lehrküchen, Krankenhäusern, ärztlichen Praxen, Krankenversicherungen und ähnlichen Bereichen.

Das Basiswissen Ernährung und Gesundheit wird im Grundlagenseminar vermittelt. Es kann von jedem Interessierten besucht werden. Auf der Lahnhöhe erhalten Sie durch das GGB-Expertenteam nicht nur eine sorgfältige Grundlagenausbildung über die vitalstoffreiche Vollwerternährung und den Krankmacher der „entnatürlichten" (denaturierten) Zivilisationsernährung (raffinierter Fabrikzucker, Auszugsmehle, fabrikatorische Öle und Fette, tierisches Eiweiß usw.), sondern gewinnen auch Einblick in die leibseelischen Zusammenhänge der Krankheiten.

Praxisseminare/Kochkurse

Das Dr.-Max-Otto-Bruker-Haus verfügt über eine Lehrküche sowie einen großen Kräutergarten. Es werden zahlreiche vegetarische Koch- und Backkurse für eine moderne vitalstoffreiche Vollwertkost angeboten. Der Schwerpunkt liegt auf einer „alltagstauglichen", aber dennoch fantasievollen, gesunden Ernährung ohne Tiereiweiß.

Das Programm umfasst Einführungskurse in die vitalstoffreiche Vollwertkost, Brotbackkurse, Männerkochkurse, Weihnachtsbäckerei und seit 2011 auch Wildkräuterseminare (incl. Zubereitung von Wildkräutergerichten).

Anfragen zur Gesundheitsberater-Ausbildung und Praxis-Seminaren in der Lehrküche in Lahnstein, wie zu den Selbsterfahrungsgruppen, Lebensberatung, Paartherapie und Psychotherapie bei Dr. Mathias Jung und Psychologischer Psychotherapeut Hassan El Khomri, zu weiteren Tages- und Wochenendseminaren sowie Einzelberatung sind zu richten an die

Gesellschaft für Gesundheitsberatung GGB e.V., Dr.-Max-Otto-Bruker-Str. 3, 56112 Lahnstein
Tel.: 0 26 21/91 70 17, 91 70 18, Fax: 0 26 21/91 70 33
E-Mail: seminare@ggb-lahnstein.de
Internet: www.ggb-lahnstein.de

Fordern Sie ebenfalls ein kostenloses Probe-Exemplar der Zeitschrift „Der Gesundheitsberater" an.

Weitere Bücher zum Thema Ernährung aus dem emu-Verlag:

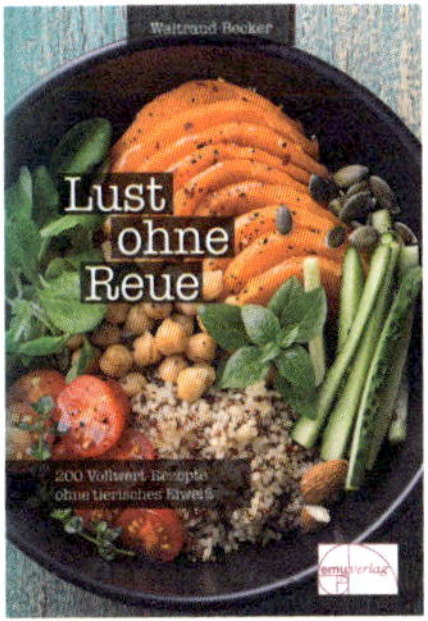

Waltraud Becker: Lust ohne Reue
200 Vollwert-Rezepte ohne tierisches Eiweiß
190 S., gebunden
ISBN 978-3-89189-068-4

Vollwertkost ohne tierisches Eiweiß bedeutet zukunftsweisende Esskultur aus gesundheitlichen und ökologischen Aspekten. So genannte Allergien und Neurodermitis, Ekzeme, Heuschnupfen, ständige Infektanfälligkeit und Rheuma sind durch Ernährung zu bessern. Das Rezeptangebot reicht von deftiger Hausmannskost bis zu Festtagsgerichten.

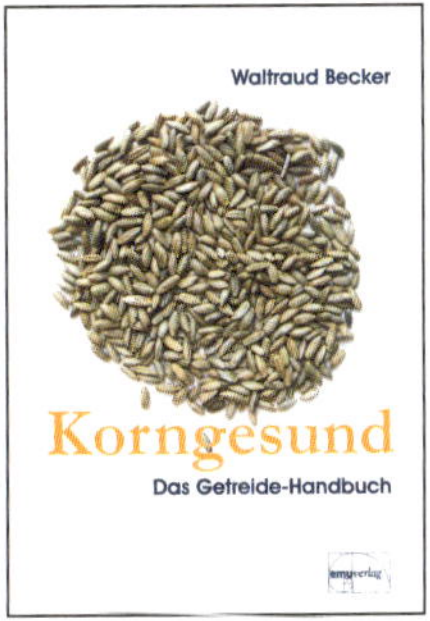

Waltraud Becker: Korngesund
Das Getreide-Handbuch
124 S., Broschur mit Klappen
ISBN 978-3-89189-105-6

Umfangreiche Informationen zu allen gängigen Getreidesorten – und etlichen, die mittlerweile in Vergessenheit geraten sind. In den Industrienationen haben zwei Menschengenerationen gereicht, um das Jahrtausende alte Wissen um Getreide zu verlieren. Dieses Buch will helfen, das verloren gegangene Wissen neu zu vermitteln. Zahlreiche Abbildungen und Beschreibungen, Geschichten und vieles mehr.
Ein Standardwerk!

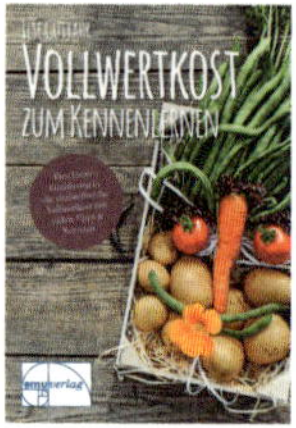

Ilse Gutjahr: Vollwertkost zum Kennenlernen
36 S., Drahtheftung
ISBN 978-3-89189-075-2

Der schnelle Einstieg in die vitalstoffreiche Vollwertkost! Einfache, leckere Rezepte, vom Frischkornbrei & Vollkornbrötchen bis zu Salaten & Dressings, schnellen Hauptgerichten & Kuchen.

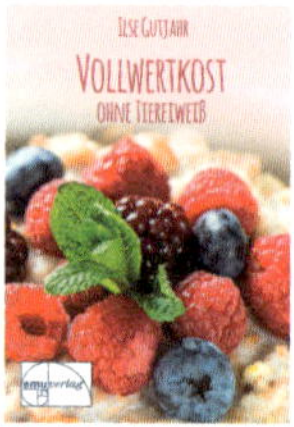

Ilse Gutjahr: Vollwertkost ohne Tiereiweiß
27 S., Drahtheftung
ISBN 978-3-89189-229-9

Nach Dr. med. M. O. Bruker ist bei manchen ernährungsbedingten Zivilisationskrankheiten der Verzicht auf tierisches Eiweiß angeraten. Dieses Büchlein zeigt Ihnen, wie Sie auf einfache Art Ihren Speiseplan ändern können – ohne dabei die Lust am Essen zu verlieren!

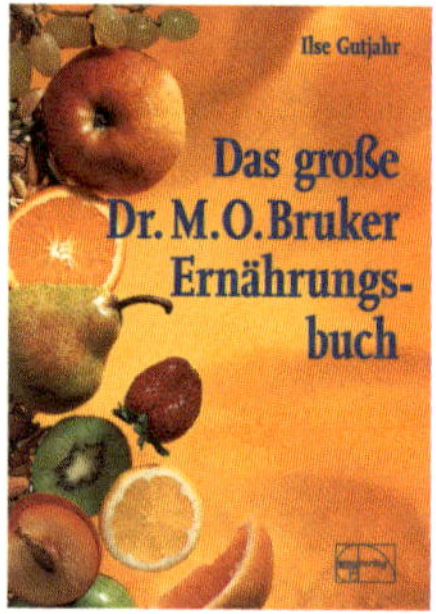

Ilse Gutjahr: Das große Dr. M. O. Bruker Ernährungsbuch – Theorie und Praxis der vitalstoffreichen Vollwertkost, über 100 Rezepte
253 S., gebunden
ISBN 978-3-89189-065-3

Ist Parboiled Reis vollwertig? Darf ein Patient, der an Zöliakie erkrankt ist, Vollwertkost essen? Was heißt Mehltype? Wie viel Vitamin B_1 braucht der Mensch? Wie gesund sind Sojaprodukte? Dieses Buch enthält die wichtigsten Fragen und Antworten rund um das Thema Vollwertkost. Umfassende Gesundheitstipps und über 100 Rezepte mit bestechend schönen Farbfotos runden dieses Standardwerk ab. Dazu begleitet Dr. M. O. Bruker (1909 – 2001) den Leser mit ärztlichem Rat aus ganzheitlicher Sicht.

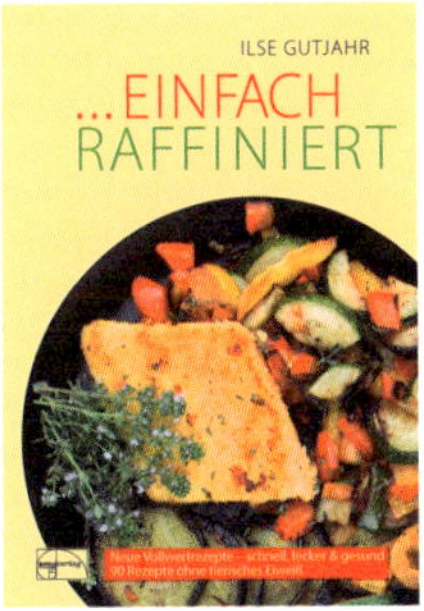

Ilse Gutjahr: Einfach raffiniert!
90 Rezepte ohne tierisches Eiweiß
111 S., Broschur mit Klappen
ISBN 978-3-89189-099-8

Sie haben zu wenig Zeit? Vollwertig essen ist Ihnen zu kompliziert – und obendrein auch noch zu teuer? Und ist das überhaupt so gesund?
Sie können aufatmen: Dieses Rezept- und Ernährungsbuch bietet Genuss auf der ganzen Linie. Leckere, einfache Vollwertrezepte ohne tierisches Eiweiß, die auch dem verwöhnten Gaumen gefallen. Hauptgerichte, Salate, Pizza u. v. m.

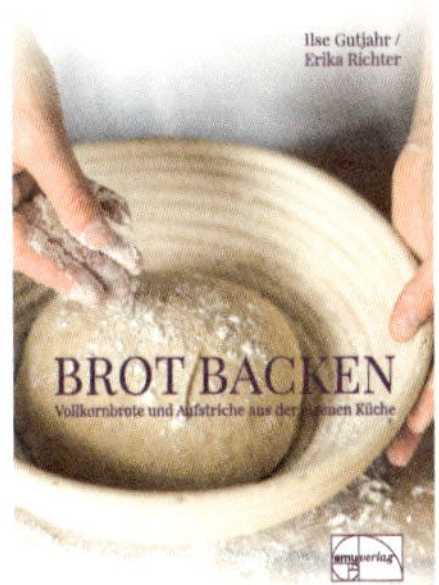

Ilse Gutjahr und Erika Richter: Brot backen –
Vollkornbrote und Aufstriche aus der eigenen Küche
112 S., Broschur mit Klappen
ISBN 978-3-89189-113-1

Brot backen macht Spaß! Die Handhabung von Natursauerteig und Hefeteig ist im Grunde kinderleicht. Mit den richtigen Zutaten und bei der richtigen Temperatur kümmert sich der Teig um sich selbst – Sie müssen ihm dann nur noch etwas einheizen! Und wenn Sie am Ende das selbst hergestellte Brot genießen, wissen Sie sogar, was drin ist.
Der Genuss von frischem Brot oder Brötchen wird aber erst perfekt durch einen köstlichen Aufstrich: Am Ende dieses Buches finden Sie in 16 Rezepten leckere und gesunde Alternativen zum üblichen Einheits-Brotbelag.

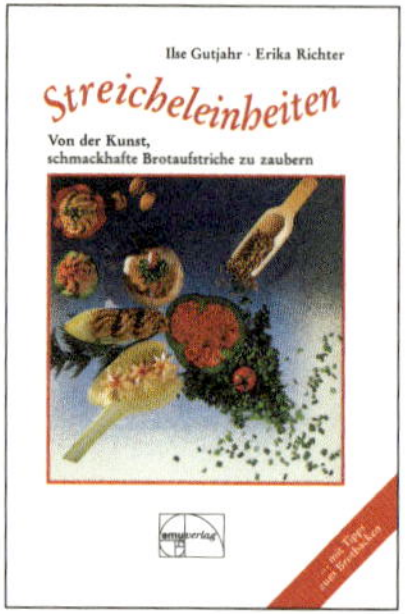

Ilse Gutjahr und Erika Richter: Streicheleinheiten –
Von der Kunst, schmackhafte Brotaufstriche zu zaubern
134 S., gebunden
ISBN 978-3-89189-063-9

Schluss mit dem langweiligen Einerlei von Käse, Wurst & Marmelade! Selbst gemachte leckere Aufstriche sind wahre Streicheleinheiten fürs Gemüt – und Sie können sicher sein, was drin ist! Ilse Gutjahr und Erika Richter präsentieren aus der Lehrküche des Dr.-Max-Otto-Bruker-Hauses mit Pfiff und einem Schuss Humor leicht herstellbare und äußerst schmackhafte Erfolgsrezepte. Brot und Brötchen, Kniffs, Tricks und Tipps aus der Expertenküche … ein Geschenk für verwöhnte Gaumen.

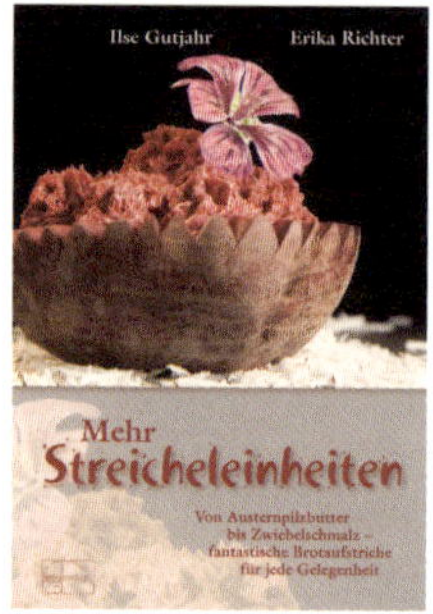

Ilse Gutjahr und Erika Richter:
Mehr Streicheleinheiten – Von Austernpilzbutter bis Zwiebelschmalz – Fantastische Brotaufstriche für jede Gelegenheit
144 S., gebunden
ISBN 978-3-89189-170-4

Das erste Buch »Streicheleinheiten« erschien bereits 1995 und hat längst zweistellige Auflagen erreicht – ein kleiner Klassiker unter den besonderen Kochbüchern.
Nun haben die beiden erfahrenen Gesundheitsberaterinnen der GGB nachgelegt: Neue Aufstriche, fantasievoll, pikant oder süß, ergänzt durch vielfältige Küchen- und Gesundheitstipps – dieses Buch hat das Zeug, ebenfalls ein echter Bestseller zu werden. Lassen Sie sich verführen von der Kunst, leckere Brotaufstriche zu zaubern!

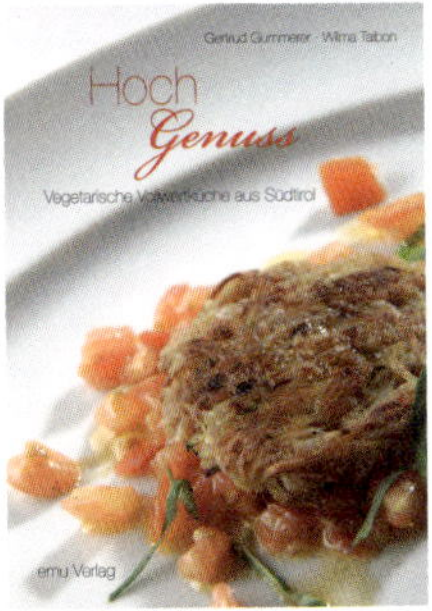

Gertrud Gummerer/Wilma Taibon:
HochGenuss
183 S., gebunden
ISBN 978-3-89189-171-1

Auberginenauflauf, Pasta, Gnocchi, Salate, Maronen … Rezepte aus Südtirol sind wahre Feinschmecker-Tipps. Umso schöner, wenn die Gerichte auch noch gesund und einfach zuzubereiten sind! Das vorliegende Buch präsentiert eine traumhafte Palette regionaler Spezialitäten, vom herzhaft alpinen Kartoffelhaferknödel bis zur mediterranen Tagliatelle mit Raukepesto.

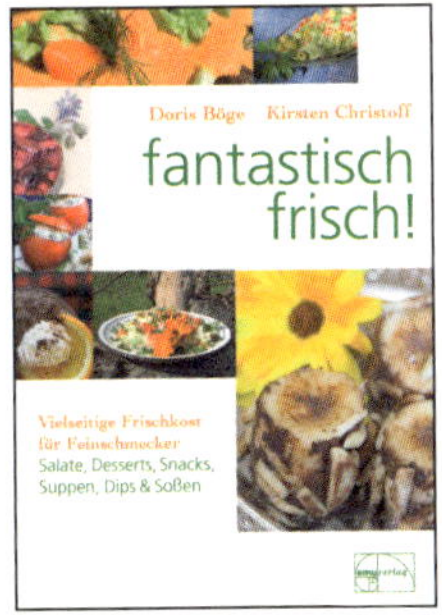

Doris Böge und Kirsten Christoff:
fantastisch frisch! – Vielseitige Frischkost für Feinschmecker – Salate, Desserts, Snacks, Suppen, Dips & Soßen
92 S., Broschur mit Klappen
ISBN 978-3-89189-134-6

Was ist Frischkost? Ganz sicher nicht nur ein langweiliges Einerlei aus Blattsalat, Tomate, Gurke. Und ganz sicher mehr als eine kleine Beilage zum Hauptgericht.
Frischkost ist: Natur pur mit lebensnotwendigen Vitalstoffen. Keine Tablette, kein Pulver und kein »Nahrungsergänzungsmittel« kann die Vielfalt ersetzen, die in einer fantasievoll zubereiteten Frischkost steckt.
Fehlen Ihnen bisher die Ideen und Anregungen für Ihre tägliche Portion Gesundheit?
Hier sind sie – aus den Händen von zwei experimentierfreudigen GGB-Gesundheitsberaterinnen!

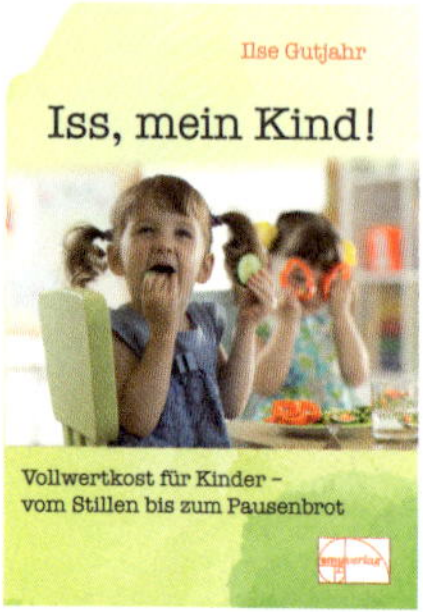

Ilse Gutjahr:
Iss, mein Kind!
136 S., Broschur mit Klappen
ISBN 978-3-89189-064-6

Mit dem Abstillen beginnt oft schon das Problem: Ihr Kind reagiert auf ersatzweise angebotene Kuhmilch, Pulvermilch und industriell gefertigte Gläschenkost mit Hautausschlag, so genannter Neurodermitis, und anderen Empfindlichkeiten.
Und das Elend geht weiter – spätestens im Kindergarten verlangt Ihr Sonnenschein nach Schokoriegel, Gummibärchen und Big Mac. Fast Food und die gesundheitsschädlichen Verführer der Süßwarenindustrie werden zum Alltagsthema. Was können Sie dagegen tun? Verbote, Strafen, gesunde »Zwangsernährung« nützen überhaupt nichts. Solche drastischen Versuche schrecken ab, machen Ihr Kind bockig und zum Außenseiter.
Ilse Gutjahr gibt aus der Praxis Anregungen, Tipps und Rezepte für eine unkomplizierte, leckere, kindgerechte Vollwertküche.

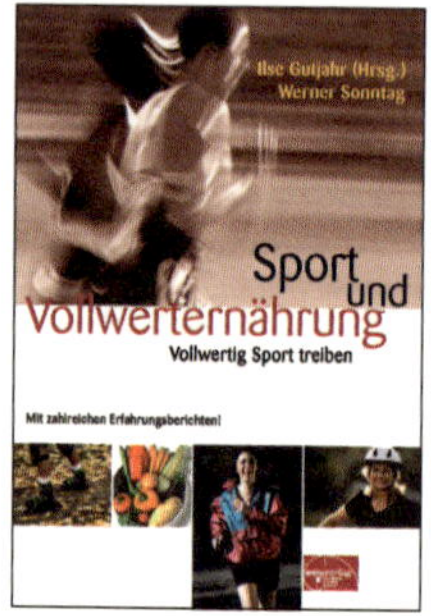

Ilse Gutjahr/Werner Sonntag:
Sport und Vollwerternährung –
Vollwertig Sport treiben
244 S., Broschur mit Klappen
ISBN 978-3-89189-108-7

Bewegung und vitalstoffreiche Vollwerternährung gehören untrennbar zusammen. Immer wieder lesen wir Meldungen über Spitzensportler, die von einem Herzinfarkt dahingerafft werden oder an Erkrankungen des Bewegungsapparates leiden. Den Zusammenhang zwischen Ernährung und Erkrankung kennen jedoch auch viele, durchaus gesundheitsbewusste Profi- und Amateursportler nicht.
Wir möchten mit diesem Buch »normale« Sportler erreichen, die Spaß an Bewegung, Leistung und Fitness haben, aber dafür nicht ihre Gesundheit aufs Spiel setzen wollen. Eine vitalstoffreiche Vollwerternährung schmeckt, ist abwechslungsreich und enthält alles, was unser Organismus braucht – und ist zugleich der beste Schutz vor ernährungsbedingten Zivilisationskrankheiten!

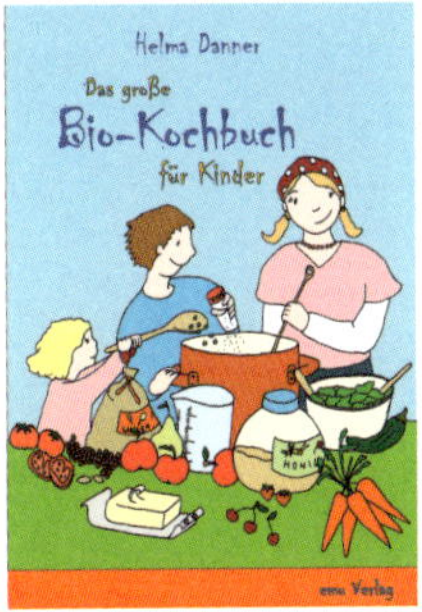

Helma Danner:
Das große Bio-Kochbuch für Kinder
297 S., Broschur
ISBN 978-3-89189-192-6

Ein Klassiker unter den Kinderkochbüchern.
Guter Start in die Vollwertküche.
Einfache Anleitungen zum Kochen und Backen.
Auch für Kochanfänger empfehlenswert.
Dieses Buch gibt in rund 200 Rezepten Kindern und Jugendlichen sichere Anleitungen zum Kochen und Backen und erklärt den Umgang mit natürlichen Lebensmitteln. Zugleich ist es auch für erwachsene Kochanfänger ein guter Start in die vitalstoffreiche Vollwertkost!

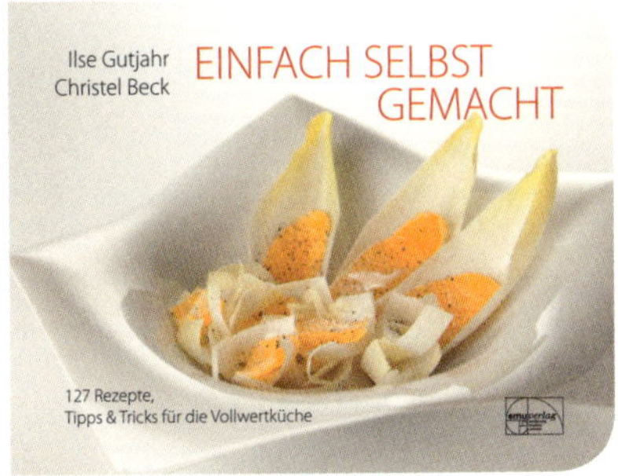

Ilse Gutjahr/Christel Beck
Einfach selbst gemacht
135 Seiten, flexibel gebunden
ISBN 978-3-89189-206-0

Wie kann man Gemüsebrühe selber machen, was gehört in ein Kartoffelgratin und wie kann man ein Eis zum Nachtisch servieren, ohne Dr. Oetker & Co. zu bemühen?
Die Autorinnen haben einfache Gerichte und jede Menge Tipps und Tricks für den ungeübten Hobbykoch zusammengestellt. Vom Frischkost-Salat bis zur Suppe, vom Auflauf bis zum süßen Nachtisch – mit einfachen Mitteln in der Küche »zaubern«! Erleben Sie die »Raffinesse der Einfachheit« mit Gerichten für jeden Tag.

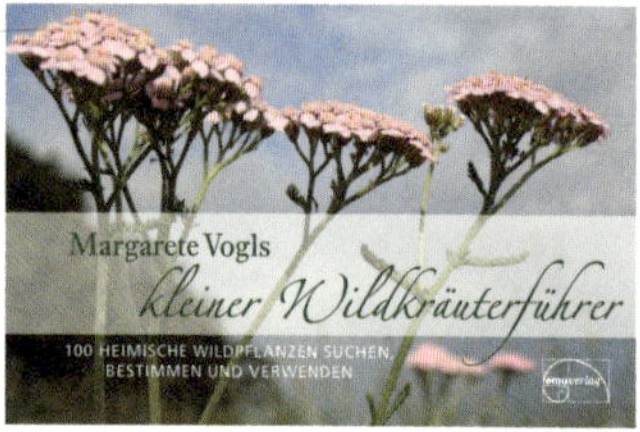

Margarete Vogls kleiner Wildkräuterführer
100 heimische Wildpflanzen suchen, bestimmen und verwenden
324 Seiten, Schweizer Broschur mit runden Ecken, Fadenheftung, durchgehend bebildert
ISBN 978-3-89189-198-8

Mit diesem handlichen und übersichtlichen Führer entdecken Sie die Wunderwelt der Wildkräuter mit ihren unterschiedlichen Farben, Formen und Düften. Erweitern Sie Ihren Speiseplan gesund und mit neuen, ungeahnten Geschmackserlebnissen! Etwa 270 wunderschöne Fotos, davon viele detaillierte in verschiedenen Wachstumsphasen, helfen Ihnen, die 100 häufigsten Wildpflanzen zu erkennen. Bei jeder Pflanze werden Familie, wichtige Merkmale, mögliche Verwechslung, Inhaltsstoffe, Heilwirkung, Standort und verwendete Pflanzenteile beschrieben. Einige kleine Geschichten zu den »unbekannten Wilden« runden diesen liebevoll gemachten Kräuterführer ab.

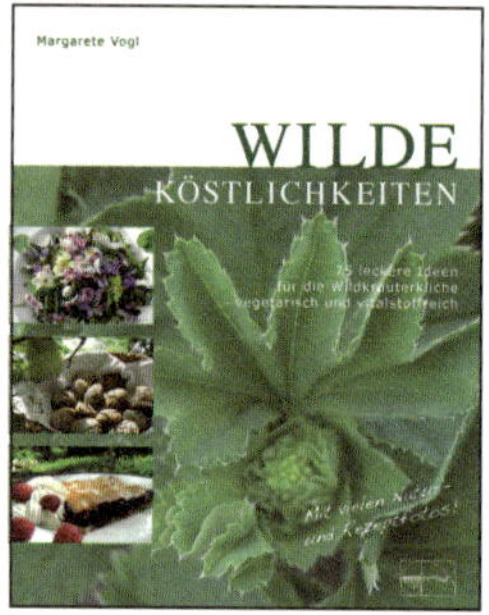

Margarete Vogl:
Wilde Köstlichkeiten
75 leckere Ideen für die Wildkräuterküche – vegetarisch und vitalstoffreich
188 S., Halbleinenband, mit Schutzumschlag und Lesebändchen, zahlreiche Farbfotos
ISBN 978-3-89189-186-5

Wildpflanzen sind äußerst vielfältig in Geschmack und Verwendung. Die scheinbar alltäglichen kostbaren Gewächse lohnen ein Wiederentdecken und bereichern Ihre Küche. Margarete Vogl hat 75 leckere, fantasievolle Rezepte zusammengestellt. Lassen Sie sich durch die eindrucksvollen Bilder von Speisen, Pflanzen und Naturaufnahmen anregen und inspirieren. Abgerundet wird dieser außergewöhnliche kulinarische Streifzug durch viel Wissenswertes, Geschichten und Geheimnisse rund um die Welt der Kräuter.

Das Standardwerk zum Thema Gesundheit und Ernährung:

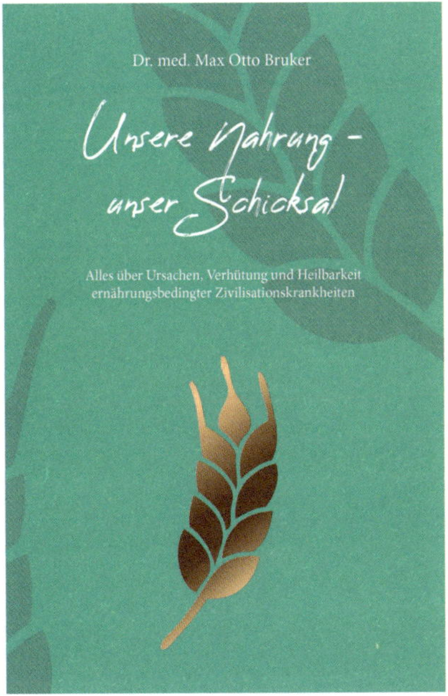

Dr. med. M. O. Bruker:
Unsere Nahrung – unser Schicksal
In diesem Buch erfahren Sie alles über Ursachen, Verhütung und Heilbarkeit ernährungsbedingter Zivilisationskrankheiten.
464 Seiten, gebunden
ISBN 978-3-89189-223-7

Die medizinische Forschung schreitet immer weiter voran, doch die Menschen werden immer kränker. Warum? Achtzig Prozent aller Krankheiten, so Dr. M. O. Bruker, sind vermeidbare, ernährungsbedingte Zivilisationskrankheiten.
Dieses Buch ist der Klassiker der Vollwerternährung. Hier erfahren Sie, warum wir in unserer Wohlstandsgesellschaft – trotz allem Überfluss – mangelernährt sind und mit welcher Ernährung sich verschiedenste Krankheiten, vom Gebissverfall über Rheuma, Nieren- und Gallenstein, Hauterkrankungen und Infektanfälligkeit bis hin zum Herzinfarkt, vermeiden lassen.
Dr. med. Max Otto Bruker (1909–2001), erfolgreicher Arzt für innere Medizin, Ernährungspionier und langjähriger Leiter biologischer Krankenhäuser, gründete die Gesellschaft für Gesundheitsberatung GGB e. V. und das Gesundheitszentrum Dr.-Max-Otto-Bruker-Haus in Lahnstein. Er gilt als der Wegbereiter einer ursächlichen Heilbehandlung von Krankheiten anstelle der üblichen symptomatischen Linderungsbehandlung. Seine Buchreihe »Aus der Sprechstunde« verkaufte sich bis heute mehr als 3 Millionen Mal.